DU MÊME AUTEUR

Antioxydants Guide pratique, 2003.
Tout vient du ventre, 2003.
Les huiles essentielles, ça marche ! 2003.
La ménopause en douceur, 2004.
La révolution des oméga 3, 2004.
100 réflexes aromathérapie, 2005.
Aroma-phyto : Stop aux maladies ORL, 2005.

33, rue Linné
75005 Paris – France
E-mail : infos@leduc-s.com
Web : www.leduc-s.com
ISBN : 2-84899-070-8

DANIÈLE FESTY

LES PROBIOTIQUES C'EST MAGIQUE !

ALLERGIE, FATIGUE, TROUBLES DIGESTIFS, ECZÉMA...

LE MIRACLE DES BACTÉRIES "AMIES"

LEDUC.S
EDITIONS

Sommaire

La guerre des mondes 11

I – VOYAGE AU CENTRE DE NOTRE CORPS 13

Tout commence par la flore bleue… 13
Une flore mature dès 2 ans **15**
Agitateurs professionnels **15**
Élevage de bactéries **17**
Des rôles aussi variés qu'essentiels **18**
Quand la flore tombe malade… **19**
L'intestin, un filtre intelligent et écologique **21**
La perméabilité intestinale **22**

II – L'UNIVERS FASCINANT DES PROBIOTIQUES 25

LES PROBIOTIQUES, DES BACTÉRIES AMIES 25

De multiples propriétés 26
Entre intestins et probiotiques, une véritable histoire d'amour 27
La variété, c'est la vie ! 29
Mini dictionnaire des probiotiques les plus courants 30
Zoom sur les bifides 32
Les 5 meilleurs rôles des bactéries bifides 33
Les propioniques, partenaires des bifides 34
Non, les bactéries ne nous veulent pas que du mal ! 35
100 000 germes par litre d'eau potable ! 37
Prébiotiques, symbiotiques : l'union fait la force 37
Les prébiotiques, un « plan bis » 37
De multiples casquettes 38
Une stratégie bien comprise 39
Symbiotiques : à deux, c'est mieux 39
Les probiotiques ont de l'avenir 41
Du yaourt en pharmacie 42
De l'empirique au scientifique 42
Et demain ? 43

LES PROBIOTIQUES EN PRATIQUE 44
Entrez dans la légende... 44
LES ALIMENTS RICHES EN PROBIOTIQUES 45
Petit panorama des produits lactofermentés 46
Immangeables sans fermentation ! 47
Grains de kéfir 50
La fermentation, comment ça marche ? 52
La galaxie des « yaourts » 53
Il était une fois... 53
Voisins, voisines 59
Cuisson et congélation 60
Je cuisine au yaourt... 61
6 règles d'or 62
LES PROBIOTIQUES EN COMPLÉMENTS ALIMENTAIRES 64
Les probiotiques fêtent leurs 50 ans ! 64
Dosages et choix des produits 65
Les clés pour bien choisir 66
Les 7 impératifs des compléments alimentaires probiotiques 67
Les 4 impératifs des compléments alimentaires prébiotiques 68

III – LES PROBIOTIQUES EN QUESTIONS 69
1. Quel rapport existe-t-il entre la santé des intestins et notre santé générale ? 69
2. Que se passe-t-il quand on manque de probiotiques ? 69
3. Les petites bouteilles de lait fermenté dont on voit les pubs à la télé renferment-elles des probiotiques ? Et est-ce que « ça marche » ? 70
4. Il paraît que la levure de bière est un probiotique, c'est vrai? 71
5. Peut-on renforcer son intestin par l'alimentation ? 71
6. Peut-on faire soi-même ses probiotiques ? 72
7. À qui sont conseillés les probiotiques ? 74
8. À quelle réglementation les probiotiques répondent-ils ? 74
9. Pourquoi y a-t-il seulement 2 souches de ferments dans les yaourts ? 74

10. Que se passe-t-il si on chauffe le yaourt, dans une recette de cuisine par exemple ? 75
11. Les bactéries probiotiques sont-elles d'origine humaine ? 75
12. Pourquoi les yaourts et laits fermentés ont-ils des goûts différents ? 76
13. Les animaux peuvent-ils prendre des probiotiques ? 78
14. Est-ce que tous les laits fermentés ont les mêmes propriétés ? 78
15. Que penser des aliments enrichis en prébiotiques ? 79
16. Pourquoi faut-il prendre les probiotiques en supplément alimentaire loin des repas ? 79
17. Y a-t-il des risques ou des effets secondaires lorsqu'on consomme des probiotiques ou des prébiotiques ? 79
18. L'intolérance au lactose concerne combien d'entre nous ? 80
19. Pourquoi faut-il prendre des probiotiques chaque jour ? 80
20. Les probiotiques, ce sont donc forcément des ferments que l'on retrouve naturellement dans notre flore intestinale ? 81
21. Les probiotiques peuvent-ils jouer d'autres rôles que celui de probiotique ? 81
22. Y a-t-il des risques pour une femme enceinte de prendre des probiotiques ? 82
23. Pourquoi les probiotiques doivent-ils être vivants ? les médicaments, eux, ne sont pas vivants, et agissent quand même ! 82

IV – LES PROBIOTIQUES ET VOTRE SANTÉ 85

Acné 88
Allergies 89
Antibiotiques (effets secondaires) 92
Ballonnements / renvois (ventre plat) 93
Bébé (troubles digestifs, état général) 96
Carie 98
Colite 99
Constipation 102

Crohn – rectocolite hémorragique 103
Cystite 105
Déprime, troubles de l'humeur 107
Diarrhée / gastroentérite 110
Digestion lente 112
Douleurs (dos, articulations, tendons…) 114
Eczéma – Dermatite atopique 115
Enfants 121
Estomac (gastrite, ulcère) 123
Fatigue 124
Fertilité (troubles de la) 126
Foie 127
Grossesse 129
Immunité (renforcer) 130
inconfort intestinal 132
Infections intestinales répétées (à clostridium) 135
Infections ORL récidivantes (otites, sinusites, rhinites, bronchites…) 136
Inflammations, maladies auto-immunes 137
Intolérance alimentaire (lait, BLE) 138
Intoxication alimentaire 145
Mal de tête – migraine 151
Mauvaise haleine 153
Ménopause 154
Mycose intestinale (candidose) 156
Mycose vaginale 158
Rhume/grippe 159
Spasmophilie 161
Sport (de haut niveau) 162
Stress 164
Voyages (turista) 165

V – 15 RECETTES DE PROBIOTIQUES 167
Saumon au yaourt 168
La sauce magique 168
Yaourt à la fleur d'oranger 169
Tzatziki 170
Ma glace aux fruits 171
Mes probiotiques « maison » (Fermentine) 172
Concombres frais 173
Cocktail vert orange 174
Képhir de lait 175
Kéfir de fruits (ou d'eau) 176
Cidre façon kéfir 177
Choucroute de la mer* 178
Salade alsacienne aux noisettes* 179
Pain de céréales au levain* 180
Soupe miso aux algues (Misoshiru)* 182

ANNEXES
Annexe 1 : Aliments riches en histamine,
Aliments riches en levures et moisissures 183
Annexe 2 : Quel probiotique pour quoi ? 185
Annexe 3 : Contacts 188
Annexe 4 : Composition bactérienne du kéfir 191
Annexe 5 : Pourcentage de probiotiques survivant à l'ensemble de la digestion 191
Annexe 6 : Consommation de lait fermenté dans le monde 193
Annexe 7 : Les laits fermentés du monde entier 195
Annexe 8 : Sources 197

INDEX DES TROUBLES OU DES SITUATIONS À RISQUE 205

Au cours d'une vie, 60 tonnes d'aliments pénètrent dans notre corps et aboutissent dans notre système digestif. C'est évidemment une menace extrême et notre organisme doit être en permanence sur ses gardes pour déceler, dans ce magma, d'éventuels éléments indésirables susceptibles de présenter un danger pour notre santé, voire notre vie. Vu sous cet angle, notre intestin ne peut pas être le simple réceptacle qu'on imaginait encore récemment.
Les scientifiques ont donc cherché comment ce tube digestif nous protégeait du monde. Ils ont fait une incroyable découverte : nous possédons tous un « second cerveau », situé dans les intestins. Au cœur de notre corps, dans notre intimité la plus obscure, s'élaborent tout simplement notre santé et notre bien-être, le tout reposant sur un écosystème interne : la flore digestive.

LA GUERRE DES MONDES

La flore digestive est constituée de milliards de bactéries qui abattent en permanence les 12 travaux d'Hercule dans l'ignorance, voire le mépris les plus absolus de notre part.
Certaines d'entre elles sont « méchantes », d'autres « gentilles », et d'autres enfin, neutres. Pour diverses raisons telles que le stress, une alimentation inadaptée ou un traitement antibiotique, la flore intestinale peut se désorganiser : les méchantes bactéries prennent le dessus sur les autres. Et, là, rien ne va plus. Fatigue, allergies, boutons et autres manifestations trahissent la violence de la guerre des mondes qui fait rage dans cet univers invisible et impitoyable. Et dans l'ombre, d'autres troubles plus graves peuvent se déclencher…

Pour remettre de l'ordre dans tout cela, une seule solution : les probiotiques. Ces gentilles bactéries viennent au secours des nôtres pour rétablir l'équilibre interne. Sans elles, c'est le chaos. Aucun médicament ne peut les remplacer ! Au contraire, les médicaments ont besoin d'une flore intestinale en bonne santé pour être actifs.
En 1993, seules 27 études avaient été menées sur les probiotiques. On en compte bien plus de 500 aujourd'hui, ayant donné lieu à 2 533 publications répertoriées dans PubMed (un site internet aussi sérieux qu'exhaustif regroupant l'ensemble des publications médicales) au jour où nous apportons le point final à cet ouvrage, ce qui prouve l'intérêt mondial qu'y portent les chercheurs.

- I -
VOYAGE AU CENTRE DE NOTRE CORPS

Notre intestin n'est pas stérile. Il abrite 100 000 milliards de bactéries, c'est-à-dire 10 fois plus que de cellules dans tout notre organisme ! L'ensemble de ces bactéries constitue notre flore intestinale, et cela, depuis les toutes premières heures de notre vie !

Tout commence par la flore bleue…

Dans le ventre de sa maman, le petit corps du fœtus est protégé du monde extérieur. Aucune bactérie ne vient coloniser ce doux univers stérile. Même son intestin est imperméable à tout microbe, grâce à une substance nommée méconium, expulsée après la naissance. Le bébé reçoit sa première inoculation bactérienne au moment du contact avec le vagin de sa mère. Elle constitue ce que le Pr Henri Tissier (élève de Louis Pasteur) avait appelé « la flore bleue ». Une désignation très poétique qui ne manque pas de caractère : chaque « flore bleue » est unique, la mienne est différente de la vôtre, elle est aussi spécifique qu'une empreinte digitale. Merci maman ! Cette première « empreinte » bactérienne marquera à tout jamais le nouveau-né, car c'est lors de ce frottement intime qu'il prend contact avec la réalité bactérienne de ce nouveau monde qu'il découvre.
Dans les premiers jours de sa vie, le bébé constitue sa première « vraie » flore qui mettra quelques semaines à se stabiliser. C'est que son intestin ne demande que cela, d'être colonisé ! Les milliards de bactéries, issues en grande majorité

de ce qu'il mange et respire, en prennent possession. Les toutes premières d'entre elles s'appellent les *bifido-bacterium*. Mais quoi qu'il arrive, la « marque » liée au passage vaginal reste dominante.

CODE-BARRE

Notre flore intestinale est unique. Exactement comme notre empreinte digitale ! Si on la transcrit en biologie moléculaire, elle forme une sorte de longue bande avec des traits, comme un code-barre. Il n'y a pas de bonne ou de mauvaise flore : il y a une flore adaptée à chaque individu, dont l'équilibre doit être préservé pour une bonne santé.

Déjà, à ce stade, si l'accouchement n'a pas eu lieu par les voies naturelles, ou si l'environnement était trop aseptisé (il empêche alors l'ensemencement, pourtant indispensable pour la bonne maturation de tout le système immunitaire par la suite !), ou bien s'il a fallu donner au nouveau-né des antibiotiques, il y a une perturbation dès le départ.
Mais imaginons qu'aucune de ces 3 situations fâcheuses ne se présente. La flore bleue, s'installe donc très rapidement après la naissance. Elle est essentiellement constituée de bactéries dites bifides. Très vite, de nouvelles bactéries visitent ces lieux accueillants et s'y installent. On les retrouve aussi sur la peau : l'*Escherichia coli* d'abord, puis rapidement la bifidobactérie, qui déjà se met à refouler l'*Escherichia coli* ! Décidément, l'intestin abrite des luttes de pouvoir permanentes...
Tout au long de notre existence, d'autres bactéries tenteront de déstabiliser cette flore originelle. C'est une question de compétition et de territoire ! Il faut donc tout mettre en œuvre pour l'aider à conserver sa suprématie. En effet, unique au

monde, véritable « code-barre » de chaque individu, elle correspond précisément à la protection dont nous avons besoin. Sa composition évolue en permanence en fonction de nos besoins, de notre état, de notre environnement… mais quelle qu'elle soit, elle forme notre flore intestinale, qu'il nous faudra choyer toute notre vie.

CE QU'IL FAUT RETENIR

- Notre flore bleue est notre flore de naissance.
- Chacun d'entre nous possède « sa » flore bleue et devrait tout mettre en œuvre pour maintenir son équilibre tout au long de sa vie.

Une flore mature dès 2 ans

Après le sevrage, la diversification alimentaire apporte de nouvelles bactéries et une flore très complexe prend alors ses marques. Elle devient mature à peu près à l'âge de 2 ans, puis reste sensiblement la même pendant plusieurs années. Elle évolue encore, pour devenir très complexe à l'âge adulte – certains d'entre nous hébergent jusqu'à 600 souches de bactéries différentes ! Puis, au fil des ans, nos bifidobactéries, témoins des premiers jours de notre vie, se retirent lentement. Elles laissent alors potentiellement, surtout chez le senior, la place à des bactéries néfastes. Mieux vaut être vigilant.

Agitateurs professionnels

La flore intestinale, est donc un groupe de bactéries. Comme dans tout groupe, il existe des leaders, des suiveurs et des agitateurs. Imaginez par exemple l'Assemblée nationale. Vous n'êtes pas loin du compte. Parmi nos bactéries intestinales, il

existe des souches dominantes, les chefs : ce sont elles qui assimilent les nutriments, participent à la fabrication de la vitamine K et de certaines vitamines B, et jouent un rôle immunitaire majeur.
Les sous-dominantes assurent le fameux effet-barrière ; grâce à elles, il n'y a pas de « chaises libres » sur lesquelles pourraient s'installer des bactéries « ennemies ».
Enfin, certains groupuscules tentent d'agiter le tout, comme des salmonelles ou des candida. Si l'équilibre est bon, ces agitateurs ne sont pas gênants. Mais dès lors qu'un déséquilibre, même minime, permet une faille, la perméabilité intestinale apparaît. L'intestin devient « ouvert » à tout type d'étranger, fabrique et assimile moins bien les vitamines, ingère moins de minéraux, devient « poreux » à des débris microbiens ou à des protéines, etc.

UNE QUESTION DE POS

Dans notre intestin, le Plan d'occupation des sols est extrêmement réglementé. Pourtant, on ne peut pas dire qu'il s'agisse de se faire une place au soleil ! Mais pour une bactérie, le milieu intestinal ressemble en tout point au paradis. De la nourriture assurée en permanence et sans faire le moindre effort, une température douce et constante, une humidité rassurante, on comprend que les bactéries s'accrochent à leurs millimètres carrés !

Globalement, les bactéries s'octroient une zone d'habitation sur laquelle elles se fixent. Si elles sont près de l'estomac, elles ont de l'espace : on en dénombre « seulement » 10^3 à 10^4 CFU/ml (Unités formant colonies). Plus on « avance » dans l'intestin, plus la population s'accroît, pour atteindre la concentration maximum de 10^9 à 10^{12} CFU/gramme dans le côlon.

Les chercheurs n'ont pas encore étudié toutes les « souches » que nous hébergeons. Ils en sont à peine au niveau des « espèces » ! (Voir « C'est quoi votre petit nom ? » p. 30.) Mais d'ici quelques années, nous en saurons beaucoup plus sur notre cartographie intestinale...

Élevage de bactéries

L'organisme élève donc des colonies de bactéries. Au vu de leur recensement, elles ont l'avantage du nombre. Si on se concentre uniquement sur la microflore intestinale, cela nous donne en moyenne 100 000 milliards de bactéries (10^{14}), réparties en 500 espèces différentes. Une microflore qui pèse tout de même 2 kilos et représente 50 % de la masse fécale (excréments) !
Pour comparer, nous hébergeons également :

- 10^{10} bactéries dans la bouche,
- 10^{12} bactéries sur la peau,
- 10^{14} bactéries dans l'intestin.

DES FLEURS QUI N'EN SONT PAS

Le terme « flore intestinale » est communément employé, aussi conservons-nous cette appellation dans ce livre. La communauté scientifique l'a pourtant rebaptisée « microbiote ». En effet, les bactéries étaient autrefois classées parmi les plantes et celles siégeant dans notre intestin, logiquement regroupées sous l'appellation « flore intestinale ». Mais puisque les bactéries ne sont pas des plantes et qu'elles bénéficient de leur propre classification, on devrait parler précisément de « microbiote intestinal ». Plus juste, mais nettement moins poétique !

Des rôles aussi variés qu'essentiels

Les bactéries qui composent notre flore intestinale sont en grande majorité « amies » :

- **elles assurent dans le côlon la digestion des aliments non encore transformés dans l'intestin grêle ;**
- **elles terminent la dégradation complète des aliments et l'élimination des déchets (étape vitale sans laquelle notre organisme s'intoxiquerait très vite) ;**
- **elles dégradent une partie du cholestérol, réduisant son taux ;**
- **elles transforment certains médicaments afin de les rendre opérationnels (on compte sur une flore en bonne santé pour effectuer cette délicate opération) ;**
- **elles améliorent la digestibilité des protéines et du lait ;**
- **elles augmentent l'acidité de l'intestin, ce qui empêche la croissance de nombreux germes ;**
- **elles produisent des enzymes ou des molécules indispensables à la réalisation de nombreuses réactions métaboliques ;**
- **elles facilitent l'assimilation des vitamines et minéraux ;**
- **elles synthétisent des vitamines B et K ;**
- **elles participent au renouvellement des cellules de l'intestin ;**
- **elles permettent d'activer les phyto-œstrogènes du traitement naturel lors de la ménopause (les échecs sont souvent dus à une flore perturbée) ;**
- **elles protègent l'organisme des souches pathogènes en les empêchant de se fixer sur la muqueuse (c'est l'effet « barrière ») ;**
- **elles renforcent le système immunitaire ainsi que toutes les muqueuses.**

Indirectement, la flore en bonne santé favorise la prévention du cancer du côlon, le plus fréquent et l'un des plus meurtriers. Disposer d'une bonne flore réduit ce risque de diverses manières : la paroi cellulaire des bactéries lactiques absorbe les substances cancérigènes (produites lors de la cuisson à haute température entre autres) ; cette même paroi active les globules blancs qui « avalent » les cellules cancéreuses.

EN RÉSUMÉ

La flore intestinale conditionne notre état de santé. Si elle est en bon état, tout va bien. Si elle est déséquilibrée, tout va mal.

Quand la flore tombe malade…

Depuis peu, la microflore est carrément considérée comme un organe à part entière. En effet, étant donné ses très nombreuses fonctions physiologiques, un mauvais état conduit à des véritables maladies. Les médecins parlent alors de « dysmicrobisme », une vraie maladie de l'écosystème intestinal. Comme on s'en doute ses symptômes ne sont pas toujours clairement identifiés par la médecine dite moderne. Hélas, le diagnostic étant imprécis, le traitement l'est tout autant : l'immense majorité des patients atteints de dysmicrobisme prennent deux types de médicaments inadaptés, l'un contre les troubles digestifs (antidiarrhéique ou anticonstipation), l'autre à visée « psy » (tranquillisant, antidépresseur…). Les résultats sont évidemment médiocres, voire nuls et de toute façon temporaires ; ils risquent en outre de créer un véritable cercle vicieux, notamment la « maladie des laxatifs ».
Un déséquilibre de la flore perturbe tout l'écosystème intestinal et peut se traduire de multiples façons. Lorsqu'on est patraque,

qu'on a la peau terne, l'estomac « à l'envers » et le teint brouillé, on incrimine souvent le foie, et avec raison : quand cet organe est fatigué (ou malade), l'ensemble du corps en pâtit. Jusqu'à présent, il était reconnu comme la manufacture métabolique la plus active du corps (une sorte d'usine où tout se crée, se perd et se transforme). Les scientifiques pensent aujourd'hui que l'activité métabolique des bactéries intestinales est aussi primordiale. Voilà pourquoi cette flore a été promue véritable organe !

DÉRÈGLEMENT DE LA FLORE	
CAUSES	• changement d'alimentation ; • alimentation riche en protéines et graisses, pauvre en fruits et légumes ; • stress ; • prise de médicaments (surtout antibiotiques et anti-inflammatoires) ; • allergies ou hypersensibilités alimentaires ; • déficits immunitaires ; • âge ; • ménopause ; • maladies métaboliques sévères ; • insuffisance de la thyroïde ou des surrénales ; • chirurgie (surtout intestinale) ; • maladies intestinales chroniques (Crohn…) ou aiguës (gastro-entérite).
CONSÉQUENCES	• Tout ce qui figure en troisième partie de ce livre !

L'intestin, un filtre intelligent et écologique

Contrairement à d'autres organes en relation avec l'extérieur, l'intestin regorge naturellement de bactéries. Ce n'est pas le cas des poumons, par exemple, généralement stériles (sauf maladie). Il est donc normal qu'y soit développé un système immunitaire extrêmement performant capable de reconnaître instantanément une « bonne » d'une « mauvaise » bactérie.

L'un de ses rôles les plus vitaux est de laisser entrer dans l'organisme les « bonnes substances » (nutriments, vitamines...) nécessaires au fonctionnement de l'organisme, tout en repoussant bactéries pathogènes, virus et autres poisons type « toxines ». Il passe donc la majeure partie de son temps à collecter, trier, sélectionner le « bon » du « mauvais », le tout pendant la lente progression du bol alimentaire (l'espèce de bouillie produite par l'estomac avec les aliments qu'on lui envoie) jusqu'à la sortie (anus). Lourde tâche !

Grignoter sans arrêt lui complique singulièrement la tâche. Cela l'oblige à une vigilance constante très fatigante. Soyez compréhensif, laissez-le se reposer de temps en temps. D'autres difficultés peuvent accroître son travail comme le stress, certains médicaments ou l'âge.

Question : ne serait-il pas plus simple que nos intestins soient, eux aussi, stériles ? Réponse : non ! Les expériences montrent qu'en l'absence de bactéries, on se défend beaucoup moins bien que lorsqu'on en héberge des tas. Ce qui compte, ce n'est pas d'éradiquer les germes, mais de maintenir un équilibre. C'est la raison pour laquelle un environnement trop propre, aseptisé, n'est pas du tout propice à la santé.

EN RÉSUMÉ

Mieux vaut des bonnes bactéries
que pas de bactéries du tout !

La perméabilité intestinale

En dehors de la flore intestinale elle-même, l'intégrité de la muqueuse intestinale est également essentielle à une bonne santé digestive. Un déséquilibre de la flore favorise une mauvaise intégrité de cette muqueuse.
Si l'intestin est si long, il y a une raison. Le bol alimentaire progresse lentement tout du long, l'organisme peut ainsi piocher les différents éléments qui l'intéressent. Mais comment ? Facile : la barrière intestinale possède des jonctions serrées, sortes de petites briques qui s'écartent faiblement pour laisser passer de minuscules particules (vitamines, etc.) et se referment aussitôt. Le problème survient lorsque les jonctions ne sont plus serrées. Elles laissent alors passer dans l'organisme des particules bien plus grosses (telles des protéines, responsables d'allergies) mais sont aussi nécessairement « poreuses » dans l'autre sens, et récupèrent ainsi du sang, par exemple. Cette hyper-perméabilité intestinale s'appelle le leaky gut syndrome (« syndrome de l'intestin subissant des fuites »).

1er problème : une mauvaise irrigation

Pour fonctionner correctement et jouer efficacement son rôle de barrière, la muqueuse de l'intestin grêle doit être correctement irriguée. Parfois, elle ne l'est pas, ou mal. Quand on la prive de sang, cela s'appelle une ischémie. Ce phénomène est bien connu des sportifs de haut niveau, notamment des marathoniens qui souffrent fréquemment de diarrhées et de saignements intestinaux après l'effort. (Cela ne concerne que les sports de longue durée nécessitant un effort très soutenu, pas la partie de tennis du dimanche !)

2e problème : un déficit en « nourriture » des cellules intestinales

Les cellules de l'intestin se nourrissent de glutamine et de butyrate. Si ces deux carburants manquent, c'est la désorganisation. À tous les coups, la muqueuse devient hyper-perméable. Les personnes qui ne mangent pas suffisamment, qui jeûnent ou qui sont nourries par voie parentérale ont toutes un leaky gut syndrome. En effet, la glutamine doit être absorbée par la bouche pour nourrir les cellules intestinales. Lorsqu'on supplémente des malades en glutamine (par exemple des porteurs du Sida), on constate automatiquement une amélioration de leur barrière intestinale.

3e problème : une faiblesse immunitaire

Cette situation survient souvent après des infections intestinales répétées ou à la suite de situations bien particulières, telles qu'une chimiothérapie, par exemple.

**LEAKY GUT SYNDROME :
LES CONSÉQUENCES LES PLUS COURANTES**

- allergies
- maladies auto-immunes
- maladies inflammatoires
- candidose
- infections diverses

(La maladie de Crohn est une maladie emblématique du leaky gut syndrome : elle est à la fois auto-immune et inflammatoire.)

- II -
L'UNIVERS FASCINANT DES PROBIOTIQUES

Entrez avec nous dans cet univers extraordinaire des probiotiques, un voyage que nous devrions tous accomplir pour mieux comprendre comment fonctionne notre corps... et mieux en prendre soin.

1 – Les probiotiques, des bactéries amies

Les probiotiques sont des bactéries amies partenaires de l'intestin. Ils exercent une influence bénéfique sur la flore intestinale, le système immunitaire et le bien-être en général. Par conséquent, ils aident à prévenir et à traiter de multiples maladies. Il existe de très nombreux probiotiques différents dont les plus connus s'appellent « bifidobactéries », « lactobacilles acidophiles » ou « casei »... des noms bien représentés au rayon « yaourts » des supermarchés. Mais des centaines d'autres souches de probiotiques sont étudiées et comme chacune possède ses caractéristiques et ses propriétés, l'univers qui se dessine dans les tubes à essai des chercheurs est phénoménal.

Définition officielle

« Un probiotique est un micro-organisme vivant qui, lorsqu'il est consommé en quantité adéquate, produit un bénéfice pour la santé de l'hôte » (définition de la FAO – Food Agriculture Organization –, 2002, reprise par l'Afssa – Agence française de sécurité sanitaire des aliments –, dans son rapport sur les effets des probiotiques et prébiotiques sur la flore et l'immunité, février 2005).

De multiples propriétés

Les probiotiques colonisent amicalement nos intestins et empêchent ainsi la prolifération de microbes agressifs. Leur rôle le plus connu, parce que le plus étudié, porte sur le soutien de l'immunité. En langage clair : « Mangez des probiotiques, vous n'attraperez pas les microbes qui traînent », comme nous l'affirme une pub. En effet, certains probiotiques renforcent le système immunitaire, c'est indiscutable. Mais leur champ d'activité est extraordinairement plus étendu ! Les probiotiques présentent d'autres propriétés moins connues mais tout aussi fondamentales :

- ils aident à digérer, ou plus exactement terminent la digestion ;
- ils synthétisent certaines vitamines (B, K) ;
- ils repoussent les germes porteurs de maladies ;
- ils neutralisent certains produits toxiques ;
- ils améliorent les fonctions digestives ;
- ils rétablissent la flore intestinale après un traitement (antibiotique ou autre).

Grâce à leurs multiples casquettes, ils pénètrent au plus intime de notre corps et leurs effets bénéfiques prennent de nombreux visages. Car qui dit soutien de l'immunité, dit aussi modulation des réactions immunitaires et donc rôle crucial pour prévenir et même traiter l'allergie ! Il n'en fallait pas plus pour que des laboratoires pharmaceutiques lancent sur le marché des produits renfermant des probiotiques spécifiques, pour lutter contre l'eczéma par exemple. Un rôle sur mesure pour ces « gentilles bactéries » qui ont fait la preuve de leur extraordinaire efficacité là où les traitements habituels échouaient. Des bactéries pour prévenir l'allergie ? Eh oui ! Ça marche !

LES PROBIOTIQUES SONT-ILS DES ANTIBIOTIQUES ?

Les probiotiques sont en quelque sorte le contraire des antibiotiques ! Ces derniers sont « contre la vie » (*anti* = contre, *bios* = la vie), tandis que les probiotiques sont la vie même (*pro* = pour) !
En effet, un traitement antibiotique détruit toute « vie » sur son passage, décimant aussi bien les méchantes bactéries qui nous rendent malades (c'est son travail) que les gentilles bactéries qui protègent notre santé et garantissent notre équilibre. C'est pourquoi, après la bataille, il est nécessaire de réintroduire ces dernières, sinon gare aux mycoses et autres ennuis...

Entre intestins et probiotiques, une véritable histoire d'amour

Notre intestin est un garde du corps 3 étoiles. Il est incroyablement bien organisé. Pour lutter contre les bactéries nuisibles, les toxiques et autres indésirables (parasites, champignons...), il dispose de 3 niveaux de défense. De leur côté, les probiotiques n'ont d'utilité que grâce aux propriétés qu'ils exercent au cœur de notre flore. Les uns comme les autres étaient donc faits pour se rencontrer. Leur histoire se noue dans les premiers instants de notre vie et s'achève à notre dernier souffle.

1. La flore intestinale. Elle est chargée d'intercepter les envahisseurs. Elle évolue en zone rouge, car elle figure en première ligne. **Et les probiotiques, ils servent à quoi ?** Ils renforcent la flore intestinale et l'influencent favorablement, un peu comme des alliés qui viendraient sur le terrain prêter main forte. Ils jouent différents rôles selon leur « identité » (souche).

2. La muqueuse intestinale (ou barrière intestinale). C'est une frontière entre le monde extérieur (donc ouvert à tous vents) et notre forteresse interne. Ce no man's land est recouvert d'un film protecteur, le mucus, sorte de couche gluante. Le mucus piège les bactéries et les produits toxiques qui s'y engluent. **Et les probiotiques, ils servent à quoi ?** Ils aident à renforcer cette barrière, notamment sa perméabilité : ils la rendent « imperméable ». En effet, une barrière perméable constitue un danger :

- elle laisse passer des microbes mettant en péril notre santé mais aussi des morceaux d'aliments, notamment des protéines, ce qui entraîne des phénomènes d'allergies ou d'intolérances alimentaires. Il n'est donc plus question aujourd'hui de traiter l'un de ces deux maux sans faire appel aux probiotiques ;
- elle laisse s'échapper les vitamines et minéraux, alors que nous en avons tant besoin !

EN RÉSUMÉ

IMPERMÉABILITÉ INTESTINALE : C'EST BIEN

Ce qui doit passer passe.
Ce qui ne doit pas passer ne passe pas.

PERMÉABILITÉ INTESTINALE : C'EST MAL

Ce qui ne doit pas passer passe.
Ce qui doit passer ne passe pas.

Les probiotiques sont aussi capables de modifier la composition du mucus, le rendant encore plus impitoyable envers le « monde extérieur ». Enfin, ils incitent certaines cellules de l'intestin à fabriquer davantage de sécrétions antibactériennes : par exemple les cellules appelées « défensines » produisent un véritable antiseptique. Grâce aux probiotiques, elles accroissent leur production !

3. le système immunitaire intestinal. Des cellules détruisent directement les éléments étrangers jugés dangereux. Elles emploient parfois de véritables produits « chimiques », qu'elles élaborent elles-mêmes, très comparables à nos flacons de spray antiseptique visant à nettoyer une plaie ! **Et les probiotiques, ils servent à quoi ?** Ils favorisent l'immunité, soit directement, soit indirectement (via la flore intestinale). Ainsi, ils sont capables d'apaiser localement l'inflammation intestinale mais peuvent aussi jouer un rôle dans d'autres troubles inflammatoires (polyarthrite, allergie…).

La variété, c'est la vie !

Il existe 400 à 600 familles de probiotiques et on est très loin de toutes les connaître. Ce qui signifie que les chercheurs planchent d'arrache-pied pour découvrir leurs secrets. Parmi celles déjà étudiées, toutes les souches de bactéries « amies » n'ont pas les mêmes qualités ni les mêmes propriétés. Certaines n'ont aucune activité bénéfique particulière (elles sont simplement bienveillantes, c'est déjà ça !), d'autres soutiennent l'immunité, d'autres encore facilitent la digestion… Il faut bien choisir « sa » ou « ses » souches en fonction du résultat que l'on souhaite obtenir. En effet, tous les probiotiques sont des bactéries, mais toutes les bactéries ne sont pas intéressantes ! Soit parce qu'elles n'ont pas fait la preuve de leur utilité, soit parce qu'on sait qu'elles ne survivent pas lors de la digestion.

Quoi qu'il en soit, l'immense variété des probiotiques laisse présager de fabuleuses découvertes.

C'EST QUOI VOTRE PETIT NOM ?

Un probiotique a trois noms. Il faut bien arriver à le situer précisément car sa famille est nombreuse !
1 – Un nom de genre (race) – ex : lactobacillus ou bifidobactérie (en comparaison, pour les humains, ce serait par exemple « asiatique »).
2 – Un nom d'espèce – ex : bulgaricus (en comparaison, pour les humains, ce serait par exemple « chinois »).
3 – Un nom libre – ex : Yakult (du nom de son découvreur), ou DN114001 (en comparaison, pour les humains, ce serait par exemple « Alain Dupont » ou « Marc la débrouille »).

L'Institut Pasteur délivre les deux premiers noms.

Mini-dictionnaire des probiotiques les plus courants

Parmi les principaux probiotiques, on distingue :

Les BACTÉRIES LACTIQUES - Elles comprennent, notamment :

- les **lactobacilles** (*Lactobacillus*), dont le *rhamnosus*, souche de probiotique la plus étudiée avec + de 200 références – dans cette famille, entrent aussi le *casei*, le *paracasei*, *l'acidophilus*… des noms que vous retrouvez sur les étiquettes des laits fermentés ;
- les **bifidobactéries** (bactéries du genre *Bifidus*) – ce sont les bactéries qui nous colonisent lorsque nous sommes tout bébé ;
- des **streptocoques** (bactéries du genre *Streptococcus*) – ils sont principalement utilisés dans l'alimentation (yaourt, choucroute…).

La LEVURE DE BIÈRE ACTIVE (ou « vivante ») – C'est une colonie de champignons microscopiques, généralement de l'espèce *Saccharomyces cerevisiae* de la souche *boulardii*, communément appelée levure boulardii. Ainsi, l'Ultralevure est un probiotique (la levure est séchée à froid, donc reste vivante), tandis que la levure de bière ne l'est pas (car elle est séchée à haute température, donc rendue inactive). Elle est employée dans le domaine alimentaire avec un but précis : la fermentation.

LES BACTÉRIES PROPIONIQUES – Ce sont les « policiers » garants du bon équilibre intestinal. Compte tenu du nombre ahurissant de bactéries dans notre côlon (10^{14} pour rappel), il est vital d'instaurer un équilibre, avec des policiers pour le faire respecter. Imaginez une planète hébergeant tout autant d'être humains qui serait livrée au chaos : elle courrait à la catastrophe. Tandis que si chacun est à sa place et fait son travail, tout se passe bien. Dans notre côlon, les policiers sont les bactéries propioniques. Leur rôle précis est d'aider notre flore originelle à rester dominante, c'est-à-dire à maintenir la paix. Cette responsabilité majeure leur incombe à partir de notre naissance et durant toute notre vie.

EN RÉSUMÉ

Une **bactérie propionique** produit de l'acide propionique, élément biologique naturel nécessaire à la bonne santé de la flore bifide. Les autres probiotiques (lactobacilles, levure de bière...) n'en fabriquent pas.
Une **bactérie lactique** produit de l'acide lactique. Rien à voir avec le lait !

EN RÉSUMÉ

Il existe 3 grandes familles de probiotiques :

- les BACTÉRIES LACTIQUES
  - les lactobacilles
  - les bifidobactéries
  - des streptocoques
- la LEVURE DE BIÈRE ACTIVE
- les BACTÉRIES PROPIONIQUES

Zoom sur les bifides

Les intestins de tous les bébés du monde sont colonisés par une flore dite « bifide », c'est-à-dire constituée en majorité par des bactéries de type « bifidus ». Les adultes en bonne santé gardent une flore à dominante bifide. Il doit bien y avoir une raison ! Même si sa composition évolue en fonction de l'alimentation, du climat, bref, de l'environnement de chacun d'entre nous, les bifides restent majoritaires. Seules les souches changent, selon le principe des chaises musicales (je prends ta place), ce qui donne un « patchwork bactérien » spécifique à chaque intestin. Ainsi, la bactérie dominante chez le tout jeune bébé est *B. infantis* ; on la retrouve rarement dans les intestins adultes. Chez eux, *B. longum* et *B. adolescentis* sont de vrais piliers de flore, tandis que les jeunes enfants ne l'hébergent que très rarement. *B. breve* et *bifidum* ne sont pas spécifiques en fonction de l'âge, on les retrouve indifféremment dans les intestins de 7 à 77 ans.

Les bifides les plus répandues sont :

- *bifido bacterium infantis,*
- *bifido bacterium adolescentis,*
- *bifido bacterium longum,*
- *bifido bacterium breve,*
- *bifido bacterium bifidum.*

Les 5 meilleurs rôles des bactéries bifides

Lorsque tout va bien, les bifidobactéries constituent la majeure partie de notre flore intestinale. Sur la population bactérienne totale avoisinant les 10^{14}, nos bifidobactéries « pèsent » environ 10^{10}. Leur extraordinaire densité n'a d'égale que leur talent pour nous protéger.

- Les bifides sont d'abord les gendarmes de cette immense population, en ce sens que leur présence écrasante ne laisse que peu de place à un développement potentiel de bactéries « ennemies ».
- Ils empêchent tout particulièrement le développement des bactéries dites « putréfiantes », responsables des troubles du transit, notamment de la constipation.
- Ils produisent de l'acétate (acide acétique) et du lactate (acide lactique), des éléments qui diminuent le pH local (taux d'acidité) et qui, par extension, limitent la nocivité de certaines bactéries toxiques, comme *Clostridium*.
- Ils préviennent et traitent les diarrhées liées à la prise d'antibiotiques.
- Ils accroissent les défenses immunitaires locales, empêchant ainsi les microbes *Bactéroïdes*, *Clostridium*, *E.coli* et *Rotavirus* de provoquer des infections.

DE QUOI NOUS PROTÈGENT LES BIFIDES...

Les bifides préviennent naturellement des infections dues à divers microbes. Les 4 plus courants ne sont pas les moins dangereux !

Bacteroïdes fragilis – cette bactérie anaérobie (qui vit sans air) fait normalement partie de notre flore intestinale. Elle est responsable de divers troubles digestifs. Les médecins savent qu'elle est aussi l'un des agents de la péritonite (inflammation du péritoine).

Clostridium difficile – cette bactérie vit normalement dans notre tube digestif sans poser de problème. Mais lorsque l'environnement lui est favorable, elle devient alors redoutable et se met à sécréter des toxines très agressives et très résistantes. *Clostridium difficile* est responsable d'une infection intestinale de type colite compliquée (voir p. 135), tandis que sa sœur *Clostridium perfringens* est l'agent de certaines appendicites et septicémies.
E.coli – cette bactérie constitue 80 % de la flore aérobie (qui vit avec de l'air) du tube digestif de l'homme sain. Elle ne cause normalement pas de souci, sauf lorsqu'elle décide de nous infecter. *E.coli* est ainsi l'agent principal des infections urinaires, de diverses diarrhées (notamment la *turista*), de l'ulcère à l'estomac et, rarement heureusement, de maladies très graves : septicémie, méningite chez le nourrisson…
Rotavirus – c'est un virus responsable des gastroentérites infectieuses chez l'enfant.

Lorsque la flore digestive est équilibrée, ces microbes restent inoffensifs : tant qu'ils ne se fixent pas sur la paroi digestive, ils ne peuvent causer de dommages. Ils sont éliminés dans les selles.

Les propioniques, partenaires des bifides

Pour que tous nos petits bifides se portent bien, il est nécessaire que de l'acide propionique soit produit de façon permanente dans notre côlon. C'est ce qu'on appelle un élément capital « électif et sélectif », autrement dit : essentiel. Un genre de nourriture, d'environnement propice. Et qui fabrique ce précieux acide ? Les ferments propioniques, seules bactéries alimentaires aptes à cette tâche hautement spécialisée indispensable à la bonne santé intestinale. Certains rares végétaux renferment de l'acide propionique. Mais, pour une fois, disons clairement qu'il est illusoire d'imaginer faire le plein en acide propionique par le biais de l'alimentation, car il ne parviendrait pas jusqu'au côlon. Ce dernier doit donc impérativement le fabriquer lui-même par le biais de ses propres bactéries.

EN RÉSUMÉ

Pour augmenter la population de bactéries bifides, on peut :
- soit apporter des bifides
- soit apporter des ferments propioniques qui aident notre flore personnelle à équilibrer ses propres bifides en fonction de nos besoins. Du vrai sur-mesure !

ATTENTION !

Chez les malades, les personnes sujettes au stress ou aux déséquilibres divers, qui se nourrissent mal ou, tout simplement, deviennent très âgées, la flore n'est plus de type bifide. Un déséquilibre s'est installé, la flore intestinale ne remplit plus correctement ses fonctions de gardien de la paix.

Non, les bactéries ne nous veulent pas que du mal !

Nous avons tendance à considérer les bactéries en général comme des ennemis potentiels auxquels nous déclarons une guerre permanente. Grossière erreur ! En réalité, nous vivons chez les microbes, et non l'inverse. Nous sommes ainsi couverts de la tête aux pieds par des bactéries (bienveillantes ou neutres en majorité) et c'est fort heureux car, en instaurant leur loi, elles empêchent l'installation de bactéries étrangères, potentiellement ennemies, qui risqueraient de nous rendre malades. Lorsque nous « attrapons » l'une d'elles, c'est qu'elle a en réalité réussi à prendre le dessus sur nos bactéries protectrices. Il ne faut pas imaginer que notre corps est « stérile », que toutes les bactéries viennent de l'extérieur et qu'elles sont forcément néfastes, à exterminer d'urgence ! C'est un combat perdu d'avance dont nous entrevoyons d'ailleurs les limites avec les antibiotiques actuellement. Il y a fort à parier que la bactérie, tout sauf bête, s'adapte en permanence et conserve toujours une « longueur d'avance » sur nous. Plutôt que de tenter (vainement) de les éliminer sans relâche, mieux vaut apprendre à cohabiter en bonne intelligence. C'est pourquoi, en matière d'hygiène corporelle, le savon est nécessaire mais amplement suffisant. Les spécialistes déconseillent l'emploi des produits extra-antibactériens devenus trop courants (liquide pour se laver les mains, etc.) qui, en détruisant notre propre flore (sur les mains en l'occurrence), l'empêche de se défendre efficacement. C'est précisément de cette façon que l'on tombe malade !

LA PLANÈTE DE LA VIE

Lorsque les astronomes scrutent le ciel, c'est pour y chercher des planètes susceptibles d'accueillir la vie. On dépense des milliards de dollars pour déceler une trace d'eau, même ancienne, sur Mars ou ailleurs dans l'univers. Car sans eau, pas de vie possible. Or, la terre regorge de vie. Les microbes recouvrent sa surface et s'infiltrent partout, jusque dans nos intestins ! Dans chaque gramme de terre, on peut dénombrer plusieurs milliards de germes, c'est même précisément ce qui en fait sa richesse et la fierté de tout agriculteur ! Mais les bactéries colonisent aussi l'air des villes : 4 000 000 germes/m^3 d'air dans les grands magasins, 575 000 sur les Grands boulevards, 88 000 dans les jardins publics... le moindre souffle d'air lèche l'écorce terrestre et brasse tous les microbes qui la recouvrent, ensemençant la plus petite particule vivante.

100 000 germes par litre d'eau potable !

Même l'eau potable issue d'une bonne source peut accueillir quelques 100 000 germes par litre ! Sauf accident, ces derniers sont totalement inoffensifs, mais ils sont là ! Il est donc facile de comprendre que dans ces conditions, faire la chasse aux microbes est une bataille non seulement perdue d'avance mais surtout pas souhaitable. Les bactéries entretiennent la vie. Il faut juste veiller à y mettre de l'ordre et à faire le tri entre les bonnes et les mauvaises. C'est précisément le rôle de notre flore intestinale.

Prébiotiques, symbiotiques : l'union fait la force

Les probiotiques ne sont pas les seuls à œuvrer pour le bonheur de nos intestins. Ils ont des appuis parmi les aliments les plus « haut placés » dans la hiérarchie des aliments santé : les fruits et légumes ! En effet, c'est dans ces derniers que l'on trouve des éléments fort utiles aux probiotiques : les prébiotiques.

Les prébiotiques, un « plan bis »

Les prébiotiques représentent un « plan bis », une autre façon de prendre soin de sa flore intestinale. Ce sont les aliments des probiotiques. Ou plus exactement, ce sont leurs friandises, leur engrais : ils n'en ont pas besoin pour vivre, mais ils adorent ça et se jettent dessus avec voracité ! Résultat : ils se multiplient à toute vitesse (chez les bactéries, quand on mange beaucoup, on ne grossit pas, on se multiplie !). Pour nous, humains, les prébiotiques sont des sortes de fibres que nous ne digérons pas et éliminons donc telles quelles. Ce ne sont pas des ferments ni même des éléments « vivants » : ils sont inertes, comme les vitamines par exemple. Ce sont des composés naturels que l'on retrouve en plus ou moins grande quantité dans les fruits et légumes.

LA DÉFINITION OFFICIELLE

« Un prébiotique est un ingrédient alimentaire non digestible qui affecte positivement l'hôte en stimulant sélectivement la croissance et/ou l'activité d'un nombre limité de bactéries dans le côlon, qui ont le potentiel d'améliorer la santé de l'hôte. » Gibson et Robertfroid, *J Nutr* 1995.

De multiples casquettes

Les prébiotiques sont d'une grande utilité et pas seulement de la « nourriture à probiotiques » !

- Ils stimulent efficacement le développement de nos propres ferments intestinaux, ce qui augmente leur population (et diminue au contraire la quantité des bactéries potentiellement nocives).
- Ils libèrent dans l'intestin des substances bénéfiques. Ils modifient ainsi le milieu intestinal en favorisant une meilleure écologie.
- Grâce à eux, l'immunité fonctionne mieux et le risque d'inflammations (dans tout le corps) est abaissé.
- Ils soulagent la constipation.
- Ils favorisent la production de propionate, un élément favorable au métabolisme des sucres et des graisses (donc bon pour la ligne et l'énergie).

et sans doute aussi…

- Ils améliorent l'absorption de certains minéraux (calcium, magnésium, fer, zinc).
- Ils préviennent les infections et désordres intestinaux.
- Ils diminuent le taux de triglycérides.
- Ils favorisent la production naturelle de butyrate et de propionate, deux éléments favorisant la prévention du cancer du côlon.

Parmi la multitude de prébiotiques potentiels, les plus étudiés à ce jour sont l'inuline (les FOS – fructo-oligo-saccharides – en sont issus) et l'oligofructose. On considère qu'une dose de 5 à 8 g par jour chez l'adulte favorise la croissance des probiotiques, surtout des bifidobactéries, ce qui est un point particulièrement appréciable pour les personnes âgées (dont l'intestin est pauvre en bactéries protectrices).

- *Végétaux riches en inuline :* ail, artichaut, asperge, banane, bardane, chicorée (oui, celle du petit déjeuner !), ciboulette, échalote, froment, oignon, orge, poireau, pissenlit, salsifis, seigle, soja, tomate, topinambour.
- *Végétaux riches en oligofructose :* tous.

Une stratégie bien comprise

Pour améliorer la composition de la flore intestinale, on peut donc faire appel aux probiotiques (qui viennent renforcer nos troupes de bactéries bénéfiques) ou aux prébiotiques (qui stimulent nos propres bactéries déjà naturellement implantées dans notre côlon). L'un des intérêts majeurs de l'option « prébiotiques », c'est qu'il est facile d'en consommer en larges quantités via l'alimentation, tandis que les probiotiques sont essentiellement véhiculés par les produits laitiers.

Symbiotiques : à deux, c'est mieux

Les symbiotiques sont des aliments ou des compléments alimentaires apportant à la fois des probiotiques ET des prébiotiques. Ce couple, véritable association de bienfaiteurs, travaille à notre équilibre intestinal, donc à notre santé.

- Ils s'imposent dans notre intestin, repoussant les germes nocifs.
- Ils produisent des substances antimicrobiennes.
- Ils stimulent (ou tempèrent, selon les besoins) les défenses immunitaires.

- Ils augmentent la population de « bonnes bactéries » dans notre intestin.
- Ils libèrent des éléments protecteurs de l'intestin.

UN SYMBIOTIQUE, C'EST QUOI ?

« Mélange de pro et prébiotiques qui influence favorablement l'hôte en améliorant la survie et l'implantation de suppléments alimentaires microbiens et vivants dans le tractus gastro-intestinal. » Gibson et Roberfroid, 1995.

Les symbiotiques devraient être systématiquement prescrits aux personnes dont la flore intestinale a été particulièrement mise à mal, notamment pour les raisons suivantes :

- diarrhée aiguë (quelle que soit son origine),
- traitement antibiotique (il faut commencer la prise de symbiotiques dès le premier jour d'antibiotiques),
- traitement antifongique ou antiparasitaire,
- diète ou régime hyperprotéiné,
- examen du côlon (parce que le patient doit prendre des laxatifs auparavant),
- hydrothérapie du côlon.

EN RÉSUMÉ : PRÉBIOTIQUES, PROBIOTIQUES, SYMBIOTIQUES...

Les **probiotiques** sont des micro-organismes vivants apportés en nombre suffisant et capables d'avoir des effets bénéfiques sur l'organisme par le biais du système digestif. Ce sont des bactéries « amies ».
Les **prébiotiques** sont des ingrédients dont la propriété est d'accroître la croissance et l'activité des probiotiques associés. Ce sont des fibres.
L'association des deux s'appelle **symbiotiques**.

Les probiotiques ont de l'avenir

D'un point de vue thérapeutique, les probiotiques représentent une façon révolutionnaire de concevoir la santé et, dans bien des cas, de la rétablir de façon spectaculaire. Les spécialistes estiment que l'on entre, avec les probiotiques, dans une conception nouvelle de la santé. Notre organisme n'est plus le siège de fatigue inexpliquée, d'allergie et de mycoses à répétition, symptômes jusque-là traités isolément. Il faut désormais admettre que plusieurs de nos troubles peuvent avoir une seule et même origine : un déséquilibre de la flore intestinale. Et, de fait, dès lors qu'on la rétablit, la majorité des symptômes s'atténue, voire disparaît !

Une conception nouvelle... qui n'a finalement rien de nouveau, bien qu'avant de parvenir à cette conclusion les scientifiques aient dû parcourir un très long chemin. Le terme « probiotique » est apparu dans le dictionnaire anglais en 1965. Mais on peut remonter jusqu'à... 1900 avant Jésus-Christ pour en trouver la première trace ! Dans la Genèse, il est en effet écrit qu'Abraham devait son étonnante longévité à la consommation de lait aigre. Puis, grand saut dans le temps, vers la fin du XIXe siècle, des microbiologistes remarquent que la composition de la flore intestinale des personnes en bonne santé diffère de celle des personnes malades. En 1908 (après J.-C. !), on estime officiellement que les Bulgares doivent leur longévité à la consommation de produits laitiers fermentés. Il faut dire que le célèbre kéfir, sorte de yaourt consommé dans le Caucase, en Europe de l'Est, en Russie et au Moyen-Orient depuis des centaines d'années, est considéré par tous ces peuples comme source de santé et de longévité. Les probiotiques ont donc déjà un très riche passé, une histoire liée à la culture et à l'alimentation humaine.

Du yaourt en pharmacie

En 1920, on distribue le yaourt en pharmacie, avec pour indication les « désordres intestinaux ». Et la même année, en Indochine, le microbiologiste français Henri Boulard isole une nouvelle souche de levure qu'il baptise de son nom, *Saccharomyces boulardii*. En 1930, on sait avec certitude que les yaourts améliorent la digestion (notamment ce qu'on appelle la motilité intestinale) et soulagent la constipation. Mais l'Homme connaît les probiotiques depuis aussi longtemps qu'il produit de la bière ou des yaourts... autant dire depuis toujours. Les interactions entre la flore intestinale et le corps entier sont établies depuis plus d'un siècle par Pasteur notamment. Mais ce n'est que depuis 1990 qu'on enrichit les aliments en probiotiques (« laits fermentés ») et qu'on les propose de façon courante sous forme de compléments alimentaires.

De l'empirique au scientifique

Ce qui est encore plus nouveau, c'est qu'il est désormais possible de les observer de près grâce à la biologie moléculaire (ADN). Une vraie révolution datant d'à peine quelques années. C'est seulement maintenant que nous comprenons les fondements moléculaires des probiotiques. Cette étape dans la compréhension est passionnante car nous quittons une époque « empirique » durant laquelle on donnait « du yaourt parce que ça fait du bien » pour se diriger enfin vers une utilisation rationnelle et précise des probiotiques. On peut même proposer telle bactérie à telle personne en fonction de ses besoins, son âge, ses soucis de santé, les risques auxquels elle est particulièrement exposée, etc.

Sans ces nouveaux outils technologiques, il aurait été impossible de s'aventurer aussi loin dans le domaine des probiotiques. En effet, les scientifiques se heurtaient à une difficulté technique toute simple : les probiotiques devaient être cultivés, donc en contact avec l'air. Or, dans l'intestin, il n'y a pas d'air… Il était donc irréalisable de recréer le milieu naturel de ces ferments et d'étudier leur comportement, leur développement. Maintenant on peut contourner ce problème et les observer autrement. Cette avancée promet aux probiotiques un avenir brillant !

Et demain ?

Demain, de nouvelles souches seront isolées, étudiées, évaluées. Le champ d'investigation est immense. Heureusement, la réglementation est très stricte et les chercheurs étudient en priorité les espèces employées historiquement donc sans risque d'utilisation (la nomenclature américaine s'appelle GRAS : Generally Recognized As Safe). Mais tout est possible…
Il existe d'ores et déjà des probiotiques génétiquement modifiés. Pour le moment interdits à la commercialisation, ils ne prêtent donc pas encore le flanc à la polémique. Mais pour information, certains chercheurs ont mis au point ces probiotiques « high tech » (on les appelle des MGM – Micro-organismes Génétiquement Modifiés) qu'ils estiment prêts à être utilisés en technologie alimentaire. Autrement dit, il n'est pas impossible qu'un jour, on mange du fromage couvert par exemple de *Lactococcus lactis* génétiquement modifié, conçu pour accélérer l'affinage et l'aider à résister à certains virus.
Mais il existe bien d'autres projets plus ou moins aboutis. Par exemple, dans le domaine médical, un MGM vivant pourrait remplacer le principe actif (médicament, enzyme…) et serait ingéré par l'homme via des préparations alimentaires. Le but : permettre de délivrer le médicament dans l'intestin (donc lui laisser passer sans encombre la redoutable barrière de l'estomac), sans recourir à des formes galéniques plus sophistiquées.
Quoi qu'il advienne et pour conclure sur ce point, nous ne résistons pas à l'envie de vous faire part d'un point de vocabu-

laire. Dans le domaine des probiotiques, la réglementation différencie les MGM (génétiquement modifiés, donc), des bactéries « normales » qualifiées de... SAGE ! (Sans Addition de Gène Extérieur).

2 – LES PROBIOTIQUES EN PRATIQUE

Entrez dans la légende...

Dieu aurait fait porter le secret du lait fermenté à Abraham par un ange. A Bénarès, en Inde, les Yadav ne mangeraient que cela et les représentants les plus forts de cette caste privilégiée, lutteurs ancestraux, seraient les gardiens d'un savoir traditionnel ; ils s'appellent Krishna, du nom du huitième avatar de Vishnu. Ainsi circulent les légendes autour du lait fermenté, considéré avec respect par tous les peuples du monde. Santé, force et jeunesse : ces trois mots clés apparaissent en filigrane dans toutes les histoires chantant les vertus de cet aliment qui s'impose de façon si étonnamment constante sur toute la surface du globe. Bien sûr, les « recettes » changent selon les pays, les régions, les villages, les familles même. Bien sûr, selon le mammifère à portée de traite, la matière première peut être ici du lait de chamelle, là du lait de vache, de jument, de zébu, d'ânesse, de yack, de brebis ou de chèvre. Mais toutes les civilisations ont fait appel à ce mode de conservation fort pertinent et on ne peut plus économique. Aujourd'hui, on s'intéresse davantage aux laits fermentés pour leurs vertus santé que pour leur capacité à conserver le lait. Que de chemin parcouru !

LES ALIMENTS RICHES EN PROBIOTIQUES

Les bactéries existaient sur la terre bien avant nous. Les aliments traditionnels tels que le lait fermenté, la bière, le vin ou le pain sont probablement « accidentels ». Aujourd'hui, ce sont encore et toujours les mêmes aliments qui nous délivrent leurs probiotiques. Ils sont dits « lactofermentés », c'est-à-dire qu'ils ont subi une fermentation par des bactéries lactiques. Tous ne présentent pas le même intérêt nutritionnel, ne sont pas fermentés avec les mêmes bactéries, n'ont pas les mêmes propriétés probiotiques. Voici cependant une liste assez détaillée (mais non exhaustive) de ce type d'aliments, afin que vous réalisiez combien ces denrées ancestrales nous accompagnent au quotidien :

- les yaourts et le **lait fermenté** (le lait est un aliment dans lequel les probiotiques s'épanouissent pleinement) ;
- la **choucroute**, les **olives** de bonne qualité ;
- la **bière de garde** (car les levures sont déposées au fond du verre, tandis que dans une bière « classique », on retire les levures une fois qu'elles ont fait leur œuvre) ;
- l'**hydromel** (boisson alcoolisée à base de miel, fermentée pendant deux mois avec des bactéries et des levures) ;
- le Sauternes (et autres très rares **vins liquoreux**, dont le process de fabrication implique l'emploi de raisin moisi sur pied – la pourriture noble) ;
- le **jus d'avoine** (colonisé par le *Lactobacillus plantarum*), un aliment pour le moins anecdotique…
- certaines **boissons à base de plantes** (frênette, chanvrette, ortillette…) ou de champignons (kombucha – principe de la « mère » pour le vinaigre) (contacts voir annexe 3) ;
- le **fromage frais** (mais qui ne renferme que 10^4 bactéries, aux propriétés non encore étudiées) ;
- la **croûte de fromage** (on dénombre une foultitude de bactéries sans doute amies, mais difficilement maîtrisables !) ;

- le **kéfir** (on devrait dire « les kéfirs » – voir encadré) et le koumys (lait de jument fermenté) – il semblerait que le kéfir soit une version « améliorée » du koumys ;
- différents aliments dérivés du **soja (**ex. miso**)** ;
- le **pain au levain**.

LA TRADITION A DU BON

Les congélateurs et autres réfrigérateurs distributeurs de glaçons n'ont pas toujours existé. Traditionnellement, l'homme disposait de deux façons pour conserver ses aliments :

- réduire l'eau (soit en l'extrayant de l'aliment, soit en ajoutant du sel, du sucre ou du gras) ;
- laisser fermenter l'aliment (fermentation acide ou alcoolique). Grâce à cette méthode on tue ou au moins on ralentit fortement la croissance des bactéries « méchantes » susceptibles de provoquer des infections. Un résultat antiseptique obtenu grâce à l'acidification et à la production, **par les bactéries « amies », de substances antibactériennes.** Par exemple, *L.acidophilus* sécrète de l'acidophiline, véritable tueuse de germes.

Les spécialistes affirment que la fermentation représente une méthode de conservation plus économique et plus intéressante d'un point de vue nutritionnel (lire « lait fermenté ou lait tout court ? » p. 60) que notre bon vieux froid !

Petit panorama des produits lactofermentés

La lactofermentation est une méthode de conservation 100 % simple, naturelle et traditionnelle. Elle ne date vraiment pas d'hier et le monde entier l'emploie, aujourd'hui encore, sous diverses formes. D'autant qu'elle a toujours été parée de vertus thérapeutiques qui semblent enfin trouver aujourd'hui leur explication scientifique ! En Inde, c'est l'idli, à base de haricots et de riz, ou encore le lassi ou le Da-hi ; dans les pays du Maghreb, c'est le lhen ; en Asie, c'est le nuoc-nam et au Japon c'est le bonito (tous deux à base de poisson), le miso, le tamari et le shoyu (à base de soja), ailleurs, c'est le yaourt, le lait caillé, le kéfir, ou encore le fromage... non pasteurisé naturellement. Quand on pense que des papyrus égyptiens mentionnent déjà les légumes et le lait fermentés comme méthode de soin ! Les Grecs, eux aussi, faisaient appel à ces probiotiques pour traiter certains de leurs maux. Ainsi, choucroute et betterave étaient employés par Dioscorides pour lutter contre les infections.

Car oui, la choucroute est un excellent aliment lacto-fermenté (voir recette précise p. 178). Pour l'obtenir, on découpe les choux en fines lamelles que l'on tasse fortement et sur lesquelles on répartit un peu de sel. On stocke ensuite cette préparation dans un pot fermé (il ne doit pas y avoir d'air). Les ferments lactiques se développent et transforment une partie des sucres du chou en acide lactique. Cette opération évite la putréfaction et « prédigère » le chou, le rendant beaucoup plus digeste. Ce procédé de conservation est en outre très respectueux des vitamines de l'aliment, contrairement au froid et surtout au chaud, habituellement employés. Il en améliore même le taux, par exemple il double celui de la vitamine C ! On peut lactofermenter d'autres légumes et se lancer, par exemple, dans l'élaboration de la « choucroute » de carotte, de concombre, d'oignon, de navet, ou de ce que vous voulez ! Par exemple, en Franche-Comté et, toujours, en Alsace, on avale des kilos de Naveline, plat traditionnel à base de navet fermenté (comme de la choucroute, mais à base de navet-rave).

Immangeables sans fermentation !

Des aliments encore bien plus communs sont lactofermentés ! Par exemple les olives qui, entre autres traitements, subissent une fermentation pendant 4 mois environ. Sans cette étape, elles seraient tout bonnement immangeables ! Ce sont les *lactobacillus plantarum* qui se chargent de les rendre si douces à notre palais délicat. Même chose pour les anchois, mis à fermenter dans la saumure où se développent les bactéries. Où l'on voit à quel point les décisions de tout aseptiser prises à Bruxelles, loin des cuves traditionnelles et des burons de haute montagne sont réellement ineptes !

ALSACE CHINOISE

La choucroute alsacienne n'a rien d'alsacien. C'est surtout la charcuterie qui sévit dans cette région ! En tout cas, à l'origine, le chou fermenté est une recette extrêmement ancienne, probablement née en Chine. Elle est arrivée en France via l'Est, après avoir posé son empreinte en Europe de l'Est.

Concernant le soja, il est intéressant de noter qu'il fut longtemps considéré comme non comestible sous sa forme « naturelle » dans son pays d'origine, la Chine. Les Asiatiques attendirent donc de maîtriser les techniques de lactofermentation pour le consommer sous forme de sauce (shoyou, tamari), de miso, de tempeh ou encore de natto.

PRODUITS LACTOFERMENTÉS DÉRIVÉS DU SOJA	
Shoyou	C'est une sauce de soja fermentée, qui renferme beaucoup d'acide glutamique (glutamate). Il contient 50 % de blé (froment) et 50 % de soja cuits, fermentés avec la moisissure *Aspergillus Oryzae*. On laisse

	reposer le tout dans de l'eau salée et fermentée pendant des mois, voire des années. De grâce, ne confondez pas ce shoyou traditionnel avec son pâle équivalent industriel, où le lent travail de fermentation naturel aboutissant à un produit d'excellente facture nutritionnelle est remplacé par une opération chimique réalisée en 2 jours… Inutile de dire que dans ce shoyou bas de gamme, aucun probiotique ne surnage dans la bouteille.
Tamari	C'est l'équivalent chinois du shoyou – une sauce de soja fermentée, riche en glutamate. Seule différence : il contient 90 % de soja et peu de blé.
Miso	C'est une pâte de soja qui peut contenir aussi du riz ou de l'orge. Sinon il est pur (100 % soja) et s'appelle alors « hatcho miso ». Il renferme de nombreuses bactéries « amies » pour notre flore intestinale. Contrairement aux protéines d'origine animale, le miso ne génère ni putréfaction ni acidose, au contraire : il chasse ces toxiques laissés par la protéine animale. Cet aliment est analysé par les chercheurs du monde entier en raison de ses propriétés protectrices contre le cancer, notamment celui de l'estomac.
Tempeh	Il existe différentes sortes de tempeh, mais, globalement, il s'agit d'un aliment à base de soja, fermenté à l'aide de bactéries lactiques et d'une moisissure, *Rhizopus Oligosporus*. C'est grâce à cette transformation que le tempeh est si riche en vitamines B, notamment B12, particulièrement recherchée par les végétariens car quasi absente du monde végétal.
Natto	C'est un Tempeh japonais très strictement contrôlé, dont la composition nutritionnelle diffère très légèrement du tempeh « standard ».

Grains de kéfir

Le kéfir, c'est une longue, une très longue histoire ! D'abord, il faut distinguer les grains de kéfir pour fermenter le lait (« sakwaska ») de ceux destinés à fermenter l'eau sucrée et fruitée (« gingerbeerplant » ou « tibi »). Les deux n'ont en fait aucun lien, mais on les regroupe sous l'appellation « kéfir » pour plus de simplicité et parce qu'ils fournissent, l'un comme l'autre, des boissons fermentées présentant de nombreux points communs.

Kéfir de lait – À l'origine, les peuples caucasiens laissaient fermenter du lait dans des gros récipients en chêne, jamais nettoyés. On ne les vidaient pas non plus totalement, on rajoutait du lait au fur et à mesure qu'on vidait la « cuve », et le nouveau venu était ensemencé tout naturellement. Cependant, les conditions d'asepsie n'étaient pas idéales, loin de là, et le produit final devait probablement être régulièrement altéré. On chercha alors à améliorer le procédé sans toucher à son principe, et on ajouta des caillettes de veau ou de mouton au fond des cuves de chêne. C'est là qu'apparurent des sortes de minuscules « choux-fleurs » élastiques blancs nommés grains de kéfir, qui, lorsqu'on les prélevait, étaient parfaitement capables de fermenter du lait à eux seuls, sans l'environnement « lait fermenté ancien » ni « chêne ». Ainsi débuta leur réputation et surtout leur voyage à travers les frontières. Les premières descriptions remontent aux années 1880. On sait aujourd'hui que ces grains sont une vraie caverne d'Ali Baba probiotique : on y trouve des bactéries lactiques (comme celles du yaourt) ainsi que des levures.

Qu'est-ce que ça donne ? Une boisson naturellement gazeuse et acidulée que l'on obtient en laissant fermenter les fameux grains dans du lait (de chèvre, de jument, de vache ou de tout autre mammifère). C'est une boisson traditionnellement consommée par les peuples caucasiens mais qui s'est exportée en Europe et même en Asie. Elle s'apparente presque davantage à la bière qu'au yaourt.

Kéfir d'eau – Les soldats anglais auraient rapporté ces drôles de grains translucides, rappelant des œufs de poisson incolores, de la guerre de Crimée en 1855. Mais il existe peu de littérature à leur sujet. Ce que l'on sait, c'est qu'ils se comportent de façon tout à fait originale (à l'instar du kéfir de lait) et font preuve de propriétés très étonnantes. Par exemple, malgré des conditions de survie difficiles pendant plusieurs semaines, les grains sont parfaitement capables de retrouver toute leur vitalité dès lors qu'ils sont à nouveau plongés dans un environnement propice à la fermentation. Autrement dit, le kéfir est capable d'attendre des jours meilleurs et il est par ailleurs tout à fait possible de conserver une même souche des années durant. Un exploit totalement irréalisable avec d'autres ferments, tels que le levain par exemple. Ceci est probablement dû à leur structure, dite « polysaccharidique », extrêmement protectrice. Cette dernière les rend aussi totalement imperméables à d'éventuels contaminants : quel que soit leur environnement, leur composition biochimique et microbiologique reste absolument constante !

Qu'est-ce que ça donne ? Le **kéfir de fruits**, plus fréquemment consommé dans les pays du Sud, est encore une boisson dont les propriétés santé sont reconnues depuis des milliers d'années. On trouve difficilement cette boisson en France (sauf dans certaines épiceries ou restaurants), mais on peut très bien la préparer soi-même. Lire recettes p. 175-177). Pour le clin d'œil, sachez que le mot kéfir vient du turc *keif*, qui signifie « sensation de bien-être après l'avoir bu » ! Attention ! C'est un tout petit peu alcoolisé… 2° environ.

La fermentation, comment ça marche ?

Un récipient en bois ou en terre, un aliment, un peu d'eau : voici les ingrédients principaux de la fermentation. Une simplicité désarmante à la portée du plus pauvre, qui explique que depuis la nuit des temps, les hommes font fermenter des fruits, des légumes, des céréales, des poissons, de la viande et, bien sûr, du lait. Les bactéries (famille des lactobacilles) ou les champignons (levures, moisissures) fabriquent des ferments qui, à leur tour, transforment un aliment de base (le chou, le lait...) en aliment lactofermenté. Les bactéries et champignons œuvrent très souvent ensemble, avec parfois des résultats spectaculaires. Soit négatifs (les mycotoxines, dont certaines sont réputées cancérigènes), soit positifs (sans cette association de bienfaiteurs, nous ne connaîtrions pas le fromage ! Adieu chaource, camembert, roquefort et autres bleus...).

Concernant les fromages, vous savez peut-être que les moisissures qui les ensemencent sont de la famille des Pénicillium, à l'origine même de l'antibiotique pénicilline. Mais saviez-vous que les fromages de type « bleus » étaient moisis « partout », alors que ceux à pâte molle, avec une croûte, ne sont moisis qu'au niveau de la croûte, justement ? Plus généralement, le lait fermenté est, automatiquement, acidifié : son pH passe de 6,8 (lait) à moins de 4,6 (lait fermenté). Par cette simple modification, il est protégé de la contamination des « méchantes bactéries » (*salmonella, clostridium, staphyloccocus aureus...*) sans recours à un quelconque conservateur ou à une technique quelle qu'elle soit.

C'EST DANS LES VIEUX POTS QU'ON FAIT LA MEILLEURE SOUPE…

Les dictons sont souvent très sages, celui-ci en est un bon exemple. Si l'on chauffe du lait dans un pot, il est colonisé par les bactéries séjournant à même les parois du dit pot. Traditionnellement, on ne remettait pas de nouveau ferment ni de lait fermenté dans le « nouveau lait » : on attendait simplement que ce dernier soit ensemencé par le pot. Bien sûr, il n'était pas question de nettoyer le pot, il fallait simplement le rincer. Pourquoi se compliquer la vie… Les choses ont très bien fonctionné comme ça pendant des milliers d'années !

La galaxie des « yaourts »

Parmi les aliments lactofermentés, l'un d'entre eux est un vecteur privilégié pour nous aider à consommer chaque jour des probiotiques, c'est le lait fermenté, que nous appelons généralement « yaourt ». Mais attention, il y a yaourt et yaourt. Commençons par un peu d'histoire avant de se trouver face à quelques définitions légales permettant de bien comprendre de quoi nous parlons.

Il était une fois…

Il est déjà fait allusion au yaourt dans la Bible. On lui attribue l'exceptionnelle longévité d'Abraham, et Moïse le considère comme don de la nature. Par la suite, nombreux sont les peuples qui l'emploient comme aliment et comme médicament. Jusqu'à notre François 1er qui fut guéri de son infection intestinale grâce à du yaourt au lait de brebis, administré par un médecin turc. Mais c'est véritablement Metchnikoff, savant ukrainien naturalisé français, qui « lança » le yaourt en

France ! Prix Nobel (1908), le chercheur s'intéresse à l'espérance de vie particulièrement importante des montagnards du Caucase, et découvre qu'elle provient de leur consommation de ferments lactiques. Pour être tout à fait honnête, il est possible que cette longévité mythique soit plus particulièrement due à l'absence locale d'état civil permettant aux Anciens de s'auto-proclamer centenaires. Quoi qu'il en soit, Metchnikoff remarque que ces mêmes ferments soignent les troubles intestinaux des bébés. Dans son sillage, la production industrielle de yaourt naît en France en 1917. Aujourd'hui, chacun d'entre nous consomme plus de 20 kilos de laits fermentés (yaourts compris) par an.

- **Un yaourt c'est...**

Du lait fermenté avec 2 bactéries précises : *Lactobacillus bulgaricus* et *Streptococcus thermophilus*. La première lui confère son acidité, la seconde, ses arômes caractéristiques. Les dites bactéries doivent rester vivantes jusqu'au dernier jour de la date limite de consommation (DLC), qui est de maximum 30 jours à partir de la date de fabrication. Par ailleurs, la quantité d'acide lactique libre contenue dans 100 g de yaourt doit être au moins égale à 0,7 g. À partir de ces caractéristiques de base, le yaourt peut être gras ou maigre, nature, sucré, aromatisé, aux fruits ou encore additionné de tous autres ingrédients autorisés, à condition que ces derniers ne dépassent pas 30 % du produit. Toutes ces précisions figurent dans la Norme Internationale de la commission « lait » du Codex Alimentarius. Autrement dit, on ne badine pas avec les pots de yaourt.

Un yaourt, c'est donc du lait fermenté, mais tous les laits fermentés ne sont pas du yaourt ! Par ailleurs, quelle que soit sa forme (yaourt ferme, brassé ou à boire), le yaourt renferme au minimum 10 millions de bactéries lactiques vivantes par

gramme. Cette notion de « vivant » est essentielle ; elle s'oppose aux produits dits « thermisés » (voir p. 58).
Et pour terminer sur une note de culture générale, sachez qu'on peut écrire indifféremment « yaourt » ou yoghourt » ; les deux termes désignent exactement le même aliment, mais le premier est d'origine grecque alors que le second vient du Turc « yog'hurt ». La définition elle-même aurait peut-être bien été inventée par un Bulgare, « yog » signifiant « épais » et « urt », « lait ».

- **Un lait fermenté, c'est...**

Du lait fermenté avec d'autres bactéries que celles spécifiques au yaourt. Il s'agit le plus souvent de *Bifidobacterium longum*, *bifidobacterium lactis* et *Lactobacillus acidophilus*. Le nom de la (ou des) bactérie employée doit figurer sur l'emballage. La quantité d'acide lactique libre contenue dans 100 g de lait fermenté est de 0,6 g, ce qui explique la douceur de leur saveur. Tout comme pour le yaourt, les bactéries du lait fermenté doivent impérativement être vivantes jusqu'à la date limite de consommation.

Le lait fermenté est sans doute la façon la plus ancienne de consommer des probiotiques. À l'échelle planétaire, il en existe une palette extrêmement large et cette diversité s'explique en raison des infinies possibilités. En effet, l'aliment final dépend du type de lait utilisé, de la recette (comment a-t-il été ensemencé ? Combien de temps a-t-il fermenté ? A-t-il été égoutté ou non ?) et des ferments utilisés. L'invention du kéfir, par exemple, parfois improprement appelé « le yaourt des centenaires » se perd dans la nuit des temps. Et tous les peuples d'origine gauloise apprécient le lait Ribot (un lait baratté). Quant aux peuples de l'Asie centrale, ils consomment toujours leur koumys, une boisson fermentée à base de lait d'ânesse, de chamelle ou de jument.

Bref : un lait fermenté, c'est un yaourt, mais qui n'a pas le droit de s'appeler ainsi parce qu'il renferme d'autres bactéries. Et pour cause ! Le lait fermenté est riche d'une longue et belle histoire, que l'on peut diviser grossièrement en 4 ères.

1ère ère – le hasard (de 800 ans avant J.-C. à 1900 après J.-C.).
Le lait fermenté est un produit unique, propre à chaque famille, à chaque village. C'est aléatoire !

2e ère – le début de la maîtrise (à partir de 1910).
Les ferments employés pour fermenter le lait sont définis, le processus de fermentation est maîtrisé, on comprend à peu près « comment ça marche » et les industriels proposent un produit standardisé, toujours le même. C'est tout récent, quand on y pense !

3e ère – la science rattrape la tradition (à partir de 1950).
On reconnaît officiellement et scientifiquement aux ferments des propriétés santé. Grande découverte ! Du coup, on cherche à sélectionner fébrilement des souches précises pour leurs propriétés spécifiques.

4e ère – guérir avec les probiotiques (à partir de 2000).
Nous voici dans l'ère de la maturité. On choisit ses souches en fonction des effets recherchés.

Au niveau industriel, la production de lait fermenté n'a réellement pris son essor en France qu'en 1981, les Japonais ayant été les pionniers sur ce marché en 1978. La commercialisation du premier lait fermenté au bifidus a concrétisé le travail de l'Institut Pasteur, qui avait identifié le *Bacillus bifidus communis* dès 1899 ! Cette grande première marque en tout cas les débuts d'une carrière fulgurante, conférant l'estampille « santé » à l'ensemble du rayon « yaourt », dopant sérieusement les ventes au passage. Depuis, diverses bactéries de la famille des bifidus ont été isolées. Parmi les plus connues, vous retrouverez fréquemment dans cet ouvrage le *bifidum* et le *bifidobacterium longum*. On trouve aussi des laits fermentés à *l'acidophilus*, une autre famille de probiotiques.

Lequel choisir ?

Le but n'est pas de chercher le lait fermenté le mieux pourvu en probiotiques, mais de choisir celui qui procure les effets escomptés. Ainsi, le *bifidus* aide à réguler le transit, alors que le *L.casei* renforce plutôt l'immunité. Si vous avez tendance à ballonner, à être constipé (ou l'inverse) ou à mal digérer, le premier est certainement plus adapté à votre cas. Mais si vous pestez contre les virus qui s'attaquent sans cesse à vous et pas à vos voisins, choisissez plutôt des probiotiques « boosteurs d'immunité ».

BONNES PRATIQUES DE FABRICATION

Pour fabriquer du yaourt, les industriels commencent par standardiser le lait, c'est-à-dire que sa composition doit être toujours exactement identique, notamment en ce qui concerne les matières grasses. On peut rajouter au lait de l'extrait sec (poudre de lait) pour modifier sa consistance. On le chauffe pendant quelques minutes à 90°C pour le stériliser puis on le laisse refroidir jusqu'à 45°C, température idéale pour la fermentation. On l'ensemence alors à l'aide des 2 bactéries autorisées.

Selon la consistance finale recherchée, la suite des opérations diffère. Si l'on veut un yaourt ferme, on le répartit dans les pots juste après l'ensemencement et on le laisse pendant 3 heures dans une étuve. Les ferments jouent leur rôle et coagulent le lait au passage. On place ensuite les pots dans une pièce très froide (chambre ou tunnel) puis on les stocke entre 2 et 4°C.

Le yaourt brassé ne fermente pas en pot mais en cuve. Une fois caillé puis brassé, il est enfin conditionné en pots.

Le yaourt à boire suit le même processus que le yaourt brassé, sauf qu'il est en plus battu dans les cuves avant de terminer en petites ou grandes bouteilles.
Le lait fermenté (voir + bas) est fabriqué de la même manière, mais la température, la durée et les taux d'ensemencement changent en fonction des ferments utilisés.

- **Un lait Ribot, c'est...**

C'est encore un lait (de vache) fermenté, mais il est d'abord pasteurisé (chauffé à très haute température), puis ensemencé avec un peu de lait fermenté. Il est onctueux bien que très légèrement acide. À l'origine, le lait Ribot est une spécialité bretonne « faite maison », destinée à accompagner un repas de galettes et de crêpes. Aujourd'hui, il n'est plus préparé traditionnellement et les laiteries industrielles qui s'en chargent ne divulguent pas le nom des bactéries spécifiques qu'elles emploient. Secret de fabrication...

- **Un produit thermisé, c'est...**

Un yaourt qui n'en est plus un. On l'a chauffé afin, précisément, de détruire sa flore bactérienne dans le but d'allonger sa durée de conservation. Il n'a évidemment pas le droit de s'appeler « yaourt » puisqu'il ne renferme plus un probiotique.
Les produits thermisés sont distribués couramment dans le monde, notamment en Allemagne et en Espagne, un peu moins en France. Ils ne renferment que des bactéries mortes puisqu'ils ont été soumis à haute température. Non merci !

- **Un dessert lacté, c'est...**

Un dessert lacté. Rien d'autre. Aucune crème dessert, aucun flan, crème brûlée, île flottante, riz au lait, clafoutis et autres mousses, ne contient le moindre probiotique. En revanche, la plupart renferment du gras, du sucre, des additifs et... des calories en pagaille... Ne vous trompez pas !

PAS DE FROMAGE SANS FERMENTS !

La fermentation permet de transformer le lait en un produit « fini ». Ce sont les ferments qui réalisent ce petit exploit lors de l'affinage. Il peut s'agir de ferments lactiques (pour les fromages frais et les yaourts), caséiques (pour les fromages à pâte molle) ou propioniques (pour les fromages à pâte dure).

- Les ferments caséiques neutralisent l'acide lactique des fromages frais.
- Les ferments lactiques solubilisent la pâte des fromages à pâte molle.
- Les ferments propioniques provoquent un dégagement de gaz carbonique, créant ainsi les « trous » dans les fromages à pâte pressée cuite (emmenthal…).

Voisins, voisines

Nos voisins proches ou lointains ont leurs habitudes de consommation. En fait, ils perçoivent le lait fermenté à l'aune de leurs propres références. Terminons notre balayage des aliments riches en probiotiques par un petit saut en Asie, berceau des ferments. Au Japon, en Corée et en Chine, on consomme le lait fermenté en en-cas, sous forme liquide ou non, mais en dehors des repas. En Chine, on réserve d'ailleurs encore ce mets aux enfants et aux malades, en tout cas dans les zones rurales – mais au cœur des grands villes, là où le niveau de vie explose, le marché du yaourt explose. En Inde, le lait fermenté est un remède conseillé en cas de dysenterie, de mauvaise digestion et autres troubles… d'où une confortable consommation de plus de 25 kg/habitant/an.

LAIT FERMENTÉ OU LAIT TOUT COURT?

Le lait fermenté n'a que des avantages par rapport au lait. D'abord, on le digère nettement mieux. Ensuite, lorsqu'on mange du yaourt, notre intestin assimile mieux le calcium que si l'on consomme du lait nature, non fermenté. Dans le premier cas, il en absorbe 67 %, dans le second, 44 % seulement. Par ailleurs, la fermentation facilite la digestion des protéines, accroît la teneur en vitamine B9 (on compte 3 à 10 fois plus d'acide folique). Les vitamines B1 et B12 diminuent ou augmentent selon le ferment utilisé – certaines souches en produisent plus qu'elles n'en consomment, mais pour d'autres, c'est l'inverse ! Le lait fermenté induit d'autres avantages nutritionnels indirects. Par exemple, une étude a montré qu'en consommant du lait fermenté (en l'occurrence du dahi indien), on augmente de manière conséquente les teneurs en vitamine B1 dans l'organisme, car les ferments favorisent l'activité de la flore intestinale préposée à la production de cette vitamine.

Cuisson et congélation

Comme tous les êtres vivants, les probiotiques supportent une certaine température (60 à 70°C) au-dessus de laquelle ils meurent. La cuisson les détruit donc implacablement. Un gâteau au yaourt, par exemple, ne renferme plus l'ombre d'un probiotique vivant. En revanche, le frais leur convient bien. Les laits fermentés se conservent au réfrigérateur pour cette raison, où ils s'endorment… pour se réveiller dans notre corps et se remettre à fermenter puisque 35°C est la température idéale pour cette opération ! On peut même congeler des probiotiques ou les employer dans des préparations froides voire glacées (milk-shake, glace), ils n'en subiront aucun dommage. Les sociétés travaillant les probiotiques conservent elles-mêmes leurs souches (on dit « souchothèque ») à la température polaire de - 80°C ! En tout cas, mieux vaut éviter de laisser les probiotiques à température ambiante, dans la cuisine, par exemple, parce qu'à tous les coups, ils vont se multiplier joyeusement et bientôt ils n'auront plus suffisamment de nourriture. Ils périront alors et nous n'obtiendrons pas l'efficacité recherchée.

Je cuisine au yaourt…

Augmenter ses apports en probiotiques au quotidien, il n'y a rien de plus simple. Il suffit par exemple de remplacer la crème par du yaourt, ce qui est possible dans la plupart des cas. Le yaourt peut aussi servir de base pour une multitude de sauces : accompagnements pour crudités, sauce pour salade, pommes de terre chaudes, viande froide. Généralement, on mélange au yaourt des épices ou des herbes, on ajoute un peu de sel, de poivre, et tout le monde adore. Pensez au cacik turc ou à la raïta indienne…

On peut très bien aussi l'employer pour agrémenter des plats chauds, à condition de l'ajouter en toute fin de cuisson et de ne pas lui laisser subir une température trop élevée. Il agrémente alors les farces, potages, purées, coulis et autres marinades. C'est le petit surdoué de la cuisine diététique, damant le pion à la grasse crème fraîche tout en promenant sa touche légèrement acide sur tous les bons petits plats qu'il approche.

DES TROUS DANS LE GRUYÈRE ?

L'industrie laitière fait appel aux propioniques pour une raison bien particulière : naturellement contenus dans le lait d'origine, ces ferments produisent beaucoup de gaz durant l'affinage de l'Emmental. Ne pouvant totalement s'échapper, ce gaz va former des bulles… ce sont les trous de l'Emmental comme on l'a vu précédemment.

E 282
Mais ces dociles propioniques intéressent d'autres industries agro-alimentaires. Celle de la boulangerie, par exemple. Certaines marques font appel aux propioniques qui produisent un milieu acide. Résultat, non seulement le pain n'est pas dégradé par les moisissures (*Aspergilium* et *Penicilium*) mais en outre il se pare d'un goût naturel inimitable, légèrement acide, qui évoque le bon pain des campagnes.
À ne pas confondre avec son « cousin chimique », l'additif propionate de calcium (conservateur E 282) très employé en boulangerie industrielle (vous savez, les pains de mie dont la consistance hésite entre coton et plâtre) afin de tenir à distance les dites moisissures. Ce E282 peut poser des problèmes de goût et d'interaction avec d'autres produits chimiques. Les additifs de synthèse ne remplaceront jamais leur modèle naturel !

6 règles d'or

En matière alimentaire, voici quelques pistes pour ne pas vous tromper de probiotiques…

1. Souvenez-vous qu'en dessous d'un certain nombre de bactéries, vous n'obtiendrez aucun effet, même préventif. Inutile donc d'avaler des tonnes de yaourts pour vous débarrasser d'une allergie, ça ne marche pas : non seulement ils ne renferment pas assez de bactéries, mais en plus ce ne sont pas les bonnes !

2. Plus un produit laitier fermenté est frais, plus il renferme de probiotiques. Rien qu'au goût, vous pouvez vous faire une idée : s'il est acide, c'est qu'il ne renferme plus beaucoup de bactéries vivantes. Légèrement périmé, il peut être consommé sans danger, mais sa teneur en probiotiques est très, très faible.

3. Préférez toujours les yaourts nature, sans sucre, ni arôme, ni fruits. Plus le produit a été « compliqué », moins vous y trouverez de probiotiques.

4. Préférez les produits (laits fermentés ou compléments alimentaires) qui renferment des souches ayant fait l'objet de multiples études (*bifidus, L. casei, levure boulardii…*).

5. Préférez les produits renfermant plusieurs bactéries, vous serez ainsi sûr d'envoyer en mission des probiotiques partout dans votre intestin (certaines le colonisent dans la partie « grêle », d'autres dans le côlon, etc.).

6. Si vous achetez de la levure de bière, surtout achetez-la sous forme « active » (ou « vivante ») ou « revivifiable ». C'est la *boulardii*. Spécialement élevée à des fins thérapeutiques, elle est ensuite séchée lentement à une température maximale de 40 °C. La levure de bière « classique » coûte certes beaucoup moins cher, mais ne possède aucune propriété probiotique, car elle a séché à haute température.

LES PROBIOTIQUES EN COMPLÉMENTS ALIMENTAIRES

Faut-il recourir aux compléments alimentaires ? Tout dépend de votre cas particulier. Si vous avez une bonne hygiène de vie, une alimentation adaptée aux besoins de l'intestin (riche en fruits et légumes frais, notamment) et que vous n'avez pas de souci de santé particulier, une alimentation suffisamment riche en probiotiques couvre certainement vos besoins. Si en revanche vous avez un « terrain allergique », que vous présentez des intolérances alimentaires ou tout autre trouble détaillé en deuxième partie de ce livre, que vous êtes âgé ou encore que vous vivez en permanence dans le stress, une cure de probiotiques (en plus d'une alimentation saine) est sans doute nécessaire.

Avec la supplémentation alimentaire, nous quittons la zone « information, prévention, santé », pour entrer dans le domaine des troubles. Ici, les probiotiques peuvent réellement changer votre vie, à condition d'être ingérés en quantité suffisante. Une alimentation équilibrée et riche en probiotiques ne suffit plus, bien qu'il soit essentiel de continuer à manger sainement, évidemment. Il vous faut passer aux suppléments alimentaires qui apportent un maximum de probiotiques sans sucre, ni graisse. Bref : le probiotique à l'état pur.

Les probiotiques fêtent leurs 50 ans !

Les premiers probiotiques sous forme de complément alimentaire ont vu le jour dans les années 1950-1960. L'idée d'administrer des bactéries bénéfiques en vue de soutenir la flore intestinale et de guérir certains troubles n'est donc pas si récente qu'on l'imagine parfois. Elle n'a surtout rien d'une lubie ni d'une mode passagère ! Simplement, à l'époque, il était impossible de garantir un produit pur, stable ; on ne connaissait guère l'impact de la digestion sur les bactéries (par exemple nous n'avions pas les moyens de vérifier qu'elles survivaient à l'acidité de l'estomac), et enfin on ne disposait de guère plus de moyens pour vérifier l'efficacité finale du dit produit. Résultat : la plupart de ces pionniers disparurent rapidement du marché, mais l'idée était là. La graine était plantée. Depuis, les laboratoires ont fait des pas de géant et élèvent des colonies de bactéries avec toute la rigueur et la technique nécessaires. Des centaines d'études concluantes ont été réalisées avec les probiotiques dans des domaines aussi variés que l'allergie, les diarrhées, les pancréatites aiguës, l'accouchement prématuré et même la mucoviscidose. En Allemagne, on emploie couramment les probiotiques à l'hôpital, notamment pour éviter les infections liées aux intubations. Mais nous n'avons retenu dans ce livre que les situations ou les troubles les plus quotidiens.

Dosages et choix des produits

Une nation a besoin d'un certain nombre de soldats pour assurer sa défense et maintenir la paix. Mais lorsqu'un conflit se déclare ou qu'une guerre est franchement installée, l'armée augmente sérieusement ses effectifs. Il en est de même pour les probiotiques.

Des quantités à moduler en fonction des besoins

- **Au quotidien, en prévention**

Nous devons en absorber au quotidien 10^7, voire 10^8. C'est à peu près ce qu'apporte un yaourt jusqu'à la date limite de consommation (sous réserve d'une conservation respectant les consignes, notamment le placement au réfrigérateur). Lorsqu'on dépasse de quelques jours cette date limite, le yaourt ne présente aucun danger, mais le nombre de probiotiques n'est plus garanti.

- **En cas de trouble**

Les « doses » doivent être sérieusement augmentées et il est indispensable de recourir à des suppléments alimentaires pour une « cure musclée » afin d'obtenir l'effet souhaité. Cependant, si vous avez tendance aux ballonnements, commencez par des doses moyennes et augmentez progressivement pour laisser à l'organisme le temps de fabriquer des enzymes appropriées. Sinon, rien de grave, mais vous pourrez subir une augmentation (temporaire) des gaz, ou une légère irritation intestinale, ce qui n'est pas le but recherché !

Les clés pour bien choisir

De nombreux laboratoires proposent leurs probiotiques. Méfiance. Tous ne sont pas des spécialistes de la culture de ferments. Or, les probiotiques, vous l'avez compris, sont des êtres vivants fragiles, qui réclament une attention toute particulière à chaque étape de fabrication et de stockage. Il serait dommage que vous achetiez un produit qui ne renferme plus un seul probiotique digne de ce nom. Aussi, nous vous donnons quelques clés pour bien les choisir et bien les employer.

Les probiotiques se présentent sous forme de comprimés, de gélules, de petits flacons ou de sachets de poudre à diluer dans l'eau. Certains d'entre eux doivent être conservés au frais, alors que d'autres supportent bien la température ambiante (20-22°C) pendant 24 mois (utile si l'on a tendance à voyager). Et n'allez pas imaginer qu'en augmentant votre consommation de yaourts, vous parviendrez au même résultat ! D'abord, dans un yaourt, les probiotiques se comptent en millions… alors que dans un supplément alimentaire, ils sont des milliards. Mais surtout, il ne s'agit pas du tout des mêmes souches que celles des yaourts !

Enfin, concernant la survie des bactéries après l'épreuve de la digestion, dans les yaourts, les laits fermentés ou certains compléments alimentaires, seuls 0,5 à 4 % y parviennent. Les

« bons » compléments alimentaires proposent des produits à 4,3 % de survie. Ce chiffre peut sembler modeste, mais il n'en est rien. 4,3 % de survie sur 20 milliards de probiotiques, ça ne donne pas du tout le même résultat que 0,5 % de survie sur 100 millions de probiotiques.

Les 8 impératifs des compléments alimentaires probiotiques

Les scientifiques ont établi 7 critères idéaux auxquels devraient répondre les probiotiques vendus en pharmacie ou en boutique diététique.

1. Ils doivent résister à l'acidité extrême de l'estomac – s'ils sont détruits dès ce stade, quel intérêt ?

2. Ils doivent résister à la bile, c'est là qu'ils risquent d'être le plus malmenés.

3. Ils doivent adhérer à la muqueuse intestinale pour constituer une « barrière » contre les agressions extérieures.

4. Ils doivent présenter une concentration au moins égale à 3 milliards de lactobactéries vivantes et stables par gramme de produit.

5. Ils doivent produire des substances antimicrobiennes.

6. Ils doivent être parfaitement tolérés par l'organisme.

7. Ils doivent rester vivants et stables dans le temps.

8. Les meilleures contiennent au moins 5 souches différentes.

Nombre des produits proposés sur le marché ne remplissent pas tous ces critères…

Deux remarques

- Ne focalisez pas sur les suppléments alimentaires probiotiques qui se conservent au froid : certains produits n'en ont pas besoin et sont parfaitement actifs. Ce n'est donc pas un critère essentiel.

- Les fabricants proposent diverses formes de suppléments. Les sachets de poudre à diluer sont probablement les plus intéressants, car ils ne restent que très peu de temps dans l'estomac et permettent ainsi d'arriver vivants dans l'intestin en plus grand nombre. Préférez-les.

Les 4 impératifs des compléments alimentaires prébiotiques

Chaque ingrédient qui parvient intact au côlon peut, potentiellement, devenir un prébiotique : si des bactéries amies le choisissent comme « nourriture », c'est un bon signe. Il a donc fallu préciser les choses.

Le prébiotique devrait :

1. n'être (au moins partiellement) ni digéré, ni assimilé avant d'arriver dans le côlon ;
2. nourrir uniquement des bactéries « amies » dans l'intestin ;
3. améliorer la composition de la flore intestinale ;
4. éventuellement provoquer des effets bénéfiques sur la santé humaine (mais pas nécessairement : n'oublions pas que le but, avec les prébiotiques, est avant tout de favoriser la santé des probiotiques, donc indirectement la nôtre).

Rendez-vous p. 85 pour toutes les solutions pratiques à votre cas particulier.

- III -
LES PROBIOTIQUES EN QUESTIONS

Les probiotiques passionnent ceux qui leur consacrent parfois toute leur vie. Nous avons rencontré de nombreux chercheurs, experts, spécialistes du sujet et tous sont unanimes : les micro-organismes sont extraordinairement exaltants, ils possèdent des ressources inimaginables, bref, ils sont vivants. Les scientifiques les plus taciturnes et les plus introvertis nous ont parlé de « leurs » ferments avec beaucoup de respect, d'animation et d'émotion.
Quant au grand public, lui aussi s'enthousiasme pour ces merveilleuses bactéries amies, que l'on côtoie depuis si longtemps sans vraiment les connaître. En témoignent les nombreuses questions que vous nous posez au comptoir.
Nous avons réuni ici les réponses aux 23 interrogations les plus fréquentes, mais il pourrait y en avoir 100 fois plus !

1. Quel rapport existe-t-il entre la santé des intestins et notre santé générale ?

Un rapport mathématique. La masse des bactéries intestinales constitue le plus gros organe du corps. Et de loin ! Il est donc parfaitement normal qu'un déséquilibre local se répercute dans notre organisme tout entier. Si notre flore intestinale est globalement stable, elle est cependant toujours influencée par notre environnement (alimentation, stress, traitements…). Pour résumer, notre intestin est donc à la merci des aléas de la vie.

2. Que se passe-t-il quand on manque de probiotiques ?

Ce n'est pas vraiment qu'on en « manque », comme on pourrait manquer de vitamine C ou d'oméga 3, c'est que, pour une raison ou pour une autre, notre flore se déséquilibre. Résultat : une myriade de maux, petits et grands. Il est nécessaire de rétablir l'équilibre en apportant des probiotiques. Mais attention ! Ces derniers ne s'installent pas vraiment. Justement, ils ne sont que de passage. En revanche, notre microflore « personnelle », elle, est bel et bien installée et défend farouchement son territoire. Il faut l'aider à rétablir la loi, c'est la seule façon de retrouver la paix, c'est-à-dire de ne plus laisser les bactéries ennemies s'emparer du territoire.

3. Les petites bouteilles de lait fermenté dont on voit les pubs à la télé renferment-elles des probiotiques ? Et est-ce que « ça marche » ?

Oui. Ces aliments fonctionnels ont fait l'objet d'études scientifiques très techniques et particulièrement délicates à mener. Certains d'entre eux ont même reçu l'aval de l'Afssa (Agence française de sécurité sanitaire des aliments), qui n'est pas du genre généreux dans ce domaine.

Les probiotiques dans les bouteilles de lait fermenté sont donc efficaces. Aucun doute. Dommage que ces produits soient toujours sucrés et qu'ils n'existent pas en version « nature ». Mais il y a une raison : au naturel, ils ne sont pas bons ! Alors qu'aromatisés, il n'y a rien à leur reprocher de ce côté-là. Les amateurs de goût « nature » devront donc patienter avant que les experts trouvent une solution à cet épineux problème technique. Quant à leur coût, un peu supérieur à celui des yaourts, il s'explique facilement. Les probiotiques sont des êtres vivants qui méritent toutes les attentions. Certains sont plus fragiles que d'autres. Des vraies divas ! Ils ont besoin de 5 jours pour fermenter (d'où des investissements importants en terme de stockage) et sont en outre plutôt « délicats » à cultiver.

4. Il paraît que la levure de bière est un probiotique, c'est vrai?

La levure n'est pas une bactérie, puisque c'est une levure ! Elle ne possède donc aucune action sur l'immunité. Cependant, la levure *Saccharomyces boulardii* est malgré tout considérée comme un probiotique et en plus elle n'est pas détruite par les antibiotiques. Elle est notamment très utile en cas de grippe intestinale car elle lutte contre le *clostridium*.

5. Peut-on renforcer son intestin par l'alimentation ?

Oui, c'est même le meilleur moyen de prendre soin de sa santé. En effet, les probiotiques ne font pas de miracles : ils ne remplacent pas une alimentation équilibrée, notamment suffisamment riche en protéines (poissons, volailles, œufs, tofu...), en bons gras (poissons gras type saumon, sardine, maquereau, huiles d'olive et de colza), en sucres lents de qualité (légumes secs, céréales complètes, pain complet, etc.) et en eau. Consommer plusieurs fruits et légumes frais par jour est absolument indispensable. Certes, ils n'apportent aucun probiotique, mais ils sont irremplaçables pour ce qui est des fibres, des minéraux, des vitamines et des prébiotiques, une myriade d'éléments santé sans lesquels il serait illusoire d'espérer un intestin performant. Et, bien sûr, pensez à vos probiotiques alimentaires, que vous trouvez principalement au rayon « yaourts » et « laits fermentés ».

Deux précisions :

- il est déconseillé de consommer trop de produits laitiers, donc d'avaler plus de 2 yaourts par jour.
- si vous souhaitez un véritable effet probiotique, oubliez les pots de yaourt « lambda ». Préférez les laits fermentés (en pots, sinon en petites bouteilles) au *bifidus* ou à *l'acidophilus*. Les premiers facilitent la digestion du lait en transformant les grosses molécules de caséine en petites

molécules faciles à digérer. D'où l'effet ventre plat ! Les seconds aident plutôt à renforcer l'immunité.

Par ailleurs, les probiotiques améliorent l'état de la flore, mais ne peuvent rien contre la perméabilité intestinale (lire p. 22). Comme cette dernière résulte d'inflammations locales, les oméga 3 (saumon, maquereau, sardine, hareng, noix, huiles de colza et de noix) et des compléments nutritionnels apportant glutamine et butyrate sont nécessaires.

AU BONHEUR DES INTESTINS

Comme les Crétois, veillez à manger
davantage :

- de fruits et légumes ;
- d'herbes et d'épices ;
- de céréales complètes et de légumes secs;
- d'amandes et de noix ;
- d'huile d'olive et d'huile de colza ;
- de poisson maigre et de poisson gras ;

peu :

- de viande ;
- de produits laitiers.

Le tout avec modération, s'il vous plaît, et arrosé d'un petit verre maxi de vin rouge au déjeuner et au dîner... Veillez à éviter les éléments perturbateurs de la flore, tels que l'excès d'alcool, le tabac, ou les aliments auxquels vous êtes intolérant (voir p. 138).

6. Peut-on faire soi-même ses probiotiques ?

On ne peut pas « créer » des probiotiques : il faut une souche de départ. Mais si vous préparez vous-même vos yaourts (ou laits fermentés), on peut dire que vous faites vos probiotiques. Des ferments achetés en pharmacie + du lait + une yaourtière, et c'est parti ! À noter que l'on peut fort bien utiliser n'importe quel lait animal (vache, chèvre, brebis...) ou végétal (« lait » de soja par exemple).

Vous pouvez aussi acheter, toujours en pharmacie, un kit de préparation des probiotiques sans lait (type Fermentine – voir recette p. 172). Vous obtiendrez ainsi un produit fermenté riche en protéines et en calcium (donc un parfait aliment minceur), et pauvre en matières grasses et en lactose (un composant naturel du lait qui pose problème chez certaines personnes). Il se présentera sous forme de pots, comme des yaourts (à préparer vous-même) et vous en consommerez 1 à 2 par jour. Le gros avantage de ce produit, c'est qu'on le prépare avec de l'eau (et non du lait) et qu'en outre il renferme 3 souches probiotiques (contre seulement 2 dans un yaourt) : *Lactobacillus bulgaricus, Streptococcus thermophilus, Lactococcus lactis.*

Certes, dans les petites bouteilles de lait fermenté du commerce, on trouve également 3 souches de probiotiques, mais d'une part ce sont des produits laitiers (problème pour la personne allergique au lait ou intolérante au lactose) et, d'autre part, ces spécialités sont systématiquement aromatisées et sucrées (même s'il s'agit de « faux sucre ») ce qui n'est pas idéal dans le cadre d'une alimentation saine, à cause des additifs et de l'aspartam (ou autre édulcorant).

Il existe enfin en pharmacie des ferments pour fabriquer son propre kéfir (voir recettes p. 175 à 177). Soit d'eau et de fruit, soit de lait (les souches probiotiques sont différentes dans l'un ou l'autre cas). On peut aussi se procurer des grains de kéfir, qu'on « cultive » ensuite presque indéfiniment pour « repiquer » de nouveaux grains et préparer son kéfir pendant très longtemps. Retrouvez nos pages « contacts » en annexe 3 pour plus de renseignements.

7. À qui sont conseillés les probiotiques ?

Ils sont conseillés à tous, par le biais de l'alimentation, en prévention « normale ». Et ils sont prescrits par plusieurs milliers de médecins en France, sous forme de suppléments alimentaires cette fois (afin de pouvoir atteindre une forte concentration), dans tous les cas abordés en deuxième partie de ce livre et chaque fois que le médecin les juge utiles. On peut donner des probiotiques aux bébés, aux enfants, aux adultes, aux femmes enceintes, aux personnes âgées : ils ne présentent strictement aucun risque ! Il suffit juste d'adapter les dosages et les souches.

8. À quelle réglementation les probiotiques répondent-ils ?

Lorsqu'ils sont insérés dans des aliments courants (type lait fermenté), ils doivent répondre aux exigences sécuritaires et réglementaires de l'alimentation. Il s'agit là de consommation grand public, et même si la notion d'aliment fonctionnel n'est pas encore très clairement définie chez nous (contrairement au Japon ou aux USA qui disposent respectivement des réglementations FOSHU ou DSHEA), elle correspond tout de même à un certain consensus européen. Les probiotiques distribués en pharmacie ont un autre statut, pharmaceutique celui-là, parfaitement établi.

9. Pourquoi y a-t-il seulement 2 souches de ferments dans les yaourts ?

C'est une question de législation. Cependant, les yaourts « faits maison » renferment souvent d'autres bactéries, en raison de l'environnement non stérile de la cuisine. Il n'est pas rare, en cherchant à préparer ses yaourts, d'aboutir à une production tout à fait originale de « yaourt » d'une belle couleur rose… et tout à fait immangeable. C'est que des ferments indésirables se sont invités dans la yaourtière ! Un incident qui n'arrive théoriquement pas en milieu industriel.

Concernant les deux ferments du yaourt, le *Lactobacillus bulgaricus* et le *Streptococcus thermophilus*, les études ont démontré qu'ils agissent en synergie et qu'ils sont même « symbiotiques ». Le premier stimule la croissance du second car il fractionne en partie la protéine du lait (la caséine). Heureusement, la production parallèle de l'acide lactique tempère la croissance du *Streptococcus*. De son côté, ce dernier stimule la multiplication du *Lactobacillus* grâce à sa production d'acide formique. À eux deux, ils forment de l'acide lactique à partir du lactose (sucre) du lait. Ils produisent aussi des quantités négligeables d'alcool (éthanol), d'acétone et d'autres composés volatiles qui participent à la saveur et à l'odeur du yaourt. Lorsqu'ils sont associés, le temps de fermentation (et donc de coagulation) est réduit. En fait, ils vont bien ensemble !

10. Que se passe-t-il si on chauffe le yaourt, dans une recette de cuisine par exemple ?

C'est une mauvaise idée : on perd ses propriétés. La chaleur, même relativement faible, détruit la flore du yaourt. Ainsi, 10 minutes à 70°C assurent non seulement la destruction des probiotiques, mais en plus abaisse drastiquement le taux de vitamines B ainsi que celui d'enzymes, notamment la lactase qui permet la digestion du lactose.

11. Les bactéries probiotiques sont-elles d'origine humaine ?

Non. Rien ne vient accréditer cette idée curieusement très répandue. Tout d'abord, les bactéries coulaient des jours heureux sur la Terre des millions d'années avant l'arrivée de l'Homme ! Par ailleurs, l'intestin du nouveau-né est totalement stérile, il ne reçoit sa première flore que lors du contact avec l'air, donc l'extérieur. En revanche, on peut dire que nous nous sommes accoutumés à certaines bactéries tandis qu'elles aussi prenaient leurs marques. En effet, le tube digestif, par exemple, est un milieu fort particulier, ne pouvant accueillir qu'un nombre limité de bactéries acceptant de vivre dans le noir, sans oxygène ou presque. La sélection naturelle a fait son œuvre : ce sont les bactéries aptes à survivre dans ce drôle de milieu qui sont désormais acceptées et reconnues comme « amies » ; elles colonisent de la même manière tous les bébés qui viennent au monde, quelle que soit leur race, leur origine, leur lieu d'habitation et même l'époque à laquelle ils sont nés ! La composition de la flore intestinale est donc étonnamment stable malgré des environnements extrêmement différents.

Alors s'ils ne viennent pas des hommes d'où proviennent ces ferments ? Pêle-mêle de la croûte terrestre, de la peau des animaux, de la main de l'homme, des feuilles et tiges de certaines plantes, de l'utilisation de certaines préparations fermentées (levure de bière), d'os, de pièces de monnaie, de torrents vecteurs des souillures animales... et de millions d'autres provenances encore !

12. Pourquoi les yaourts et laits fermentés ont-ils des goûts différents ?

Parce qu'ils sont fabriqués avec des souches différentes. Pour une fermentation lactique, on peut employer deux types de bactéries. Les bactéries thermophiles, qui se développent bien autour de 45°C (comme *Lactobacillus bulgaricus* ou *streptococcus thermophilus* – notre yaourt !) et les mésophiles, qui préfèrent un petit 30°C (comme *Lactoccocus cremoris, lactis* ou *diacetylactis*). Comme on l'imagine aisément, on retrouve surtout les premières dans les pays chauds et les secondes dans les contrées plus fraîches. *Lactobacillus bulgaricus* est bien connue pour ses capacités à produire des composés aromatiques, ce qui n'est pas le cas des autres souches.

Par ailleurs, certaines bactéries donnent avant tout de l'acide lactique – ex. *L.bulgaricus delbrueckii*, produisant essentielle-

ment du lactate (c'est la voie de fermentation dite homofermentaire), d'autres génèrent de l'acide lactique, du gaz carbonique, de l'éthanol, de l'acide acétique, du formiate ou du diacétyl – ex. *L.plantarum, L.casei* (c'est la voie de fermentation dite hétérofermentaire). Le diacétyl est très recherché pour conférer de la flaveur aux produits laitiers, et on qualifie les bactéries capables de le sécréter de bactéries aromatiques.
Donc, les thermophiles, qui acidifient rapidement le lait, sont employés pour la production de yaourt. Le babeurre appelle une acidification plus faible. Quant au kéfir, il réclame une plus basse température et un petit peu de dioxyde de carbone. Forcément, les résultats seront finalement bien différents, même si la matière première (le lait) est la même au départ !
Autre exemple, un panel de testeurs a défini les différentes « notes » perçues en bouche lorsqu'on savoure une petite bouteille de lait fermenté. La séquence produit la musique gustative suivante : d'abord, un goût de lait concentré, puis de caramel blond, ensuite une note laitière, fraîche, et enfin un final citron/citron vert avec comme point d'orgue à nouveau ce doux caramel. Certes, on peut se dire que les testeurs ont beaucoup d'imagination. Mais faites l'expérience de goûter avec la plus grande attention vos aliments, vous découvrirez que chacun est riche de sa petite musique personnelle. En plus, elle peut varier selon le reste du repas (qu'avez-vous mangé et bu avant ?), le temps de sortie du réfrigérateur (si vous venez de saisir votre lait fermenté ou qu'il patiente depuis un petit quart d'heure, il n'aura pas le même goût : autour de 2°C, c'est la note laitière qui prédomine, mais les arômes se libèrent au contact des 37°C de notre bouche !). Et puis un produit allégé en sucre n'aura pas le même goût que son équivalent « normal », non seulement en raison de la plus faible teneur en sucre, mais également parce que ce dernier confère une certaine texture au produit qu'on ne peut retrouver avec du « light ».

Et enfin le goût évolue en fonction de l'âge, de l'humeur et même du moment de la journée... Bref, les goûts et les couleurs...

LE BABEURRE, UN SOUS-BEURRE

Le babeurre est une boisson nutritive et rafraîchissante. À l'origine sous-produit de la fabrication du beurre, il connut dans les années 30 un tel succès aux USA que la production de beurre ne suffisait plus à fournir le matériau nécessaire. On produit donc aujourd'hui le babeurre à partir de la fermentation de lait écrémé ou demi-écrémé. Ce sont les bactéries Lactocoques mésophiles (éventuellement mélangées avec des *Leuconostoc mesenteroides subsp. cremoris*) qui lui confèrent ses qualités aromatiques propres à chaque pays.

13. Les animaux peuvent-ils prendre des probiotiques ?

Ils en avalent beaucoup et depuis bien longtemps par le biais de leur nourriture. Ceci concerne aussi bien les pet food (animaux domestiques : leurs aliments renferment presque systématiquement des probiotiques lyophylisés) que les bêtes d'élevage. On sait depuis très longtemps que cette supplémentation permet de moins traiter les volailles aux antibiotiques par exemple. Mais il ne s'agit pas des mêmes souches que les nôtres, inutile donc de donner à Médor des gélules de probiotiques ou du lait fermenté !

14. Est-ce que tous les laits fermentés ont les mêmes propriétés ?

Non. Les produits à base de *Lactobacillus casei défensis* diffèrent des produits à base d'autres *Lactobacillus casei*, car les bénéfices ne sont pas obtenus au niveau de l'espèce, mais de la souche. C'est pourquoi les marques bataillent pour obtenir l'exclusivité de telle ou telle souche.

15. Que penser des aliments enrichis en prébiotiques ?

Si on mange suffisamment de fruits et de légumes frais, on n'en a pas besoin. Au contraire, trop de prébiotiques mènent aux ballonnements. D'autant que les dits aliments enrichis peuvent être très discutables d'un point de vue nutritionnel. Le sucre enrichi en FOS, par exemple, est-il un aliment recommandable, alors que tous les nutritionnistes nous conseillent de manger moins de sucre ?

16. Pourquoi faut-il prendre les probiotiques en supplément alimentaire loin des repas ?

Pour qu'ils ne restent pas trop longtemps dans l'estomac et qu'ils filent directement dans l'intestin où ils sont attendus. Pendant un repas, la digestion gastrique est forcément plus lente et les ferments sont attaqués par l'acidité des sucs digestifs. Les adultes (et les enfants de plus de 2 ans) doivent donc consommer leurs probiotiques ½ heure avant le repas, ou 2 heures après. En revanche, pour les nourrissons, il est préférable de ne pas dissocier les probiotiques de l'alimentation. Dans le biberon, c'est parfait et cela simplifie la vie des parents.
Par ailleurs, lorsque dans une spécialité de probiotiques on a également des enzymes, mieux vaut dans ce cas les prendre en cours ou en fin de repas.

17. Y a-t-il des risques ou des effets secondaires lorsqu'on consomme des probiotiques ou des prébiotiques ?

Strictement aucun. Les probiotiques conviennent à tous, y compris aux bébés, aux personnes âgées et/ou malades et ce en toute situation. Les prébiotiques, eux non plus, présents depuis la nuit des temps dans les aliments, ne présentent aucun danger. Tous peuvent être utilisés par les diabétiques.

18. L'intolérance au lactose concerne combien d'entre nous ?

L'intolérance au lactose (mauvaise digestion du lait), due à un déficit en lactase, est un problème très inégalement réparti sur la planète. Elle concernerait en moyenne 3 % des Suédois, 20 à 40 % des Français (20 % dans le Nord, 40 % dans le Sud) 50 à 70 % des Italiens (50 % pour le Nord, 70 % pour le Sud), 75 % des Grecs. En Afrique, ce chiffre tourne autour de 45 % pour l'Afrique du Nord pour atteindre... 100 % en Afrique Centrale (sauf quelques ethnies... pour laquelle le chiffre retombe à 0 % !). En Amérique du Nord, 6 à 73 % de la population est concernée (selon son origine ethnique), et en Amérique du Sud, 90 % des gens présentent un déficit en lactase. En Asie, le chiffre oscille entre 75 à 100 %. Ce problème est donc loin d'être anecdotique ! Or, le yaourt, parce qu'il est fermenté, permet la consommation de lactose chez les intolérants (à condition de rester dans les limites du raisonnable et que l'intolérance ne soit pas très importante). Autrement dit, les symptômes digestifs qui apparaissent habituellement chez les intolérants au lactose après l'absorption du lait sont absents après l'absorption de yaourt, de lait fermenté ou même de fromage frais.

19. Pourquoi faut-il prendre des probiotiques chaque jour ?

« Ce qui est extérieur ne reste pas » : cette maxime du corps est une sécurité, car lorsque les bactéries sont bénéfiques, c'est dommage qu'elles s'enfuient, mais lorsqu'elles sont au contraire nocives, c'est plutôt une bonne nouvelle qu'elles ne puissent pas s'incruster. En tout cas, ce court passage implique que nous devons en consommer chaque jour. C'est pendant le transit qu'elles ont le temps de jouer leur rôle (les spécialistes appellent cela le « cross talk »). Une fois qu'elles ont été éliminées... il n'y a plus qu'à tout recommencer ! Cependant, certaines études très récentes montrent que ce principe fondamental n'est pas absolu, même si c'est la règle. En effet, on a pu montrer que certaines souches particulièrement résistantes (comme *L. plantarum et L.rhamnosus*) étaient capables de coloniser de façon prolongée, voire même permanente, l'organisme de certaines personnes.

20. Les probiotiques, ce sont donc forcément des ferments que l'on retrouve naturellement dans notre flore intestinale ?

Non. En fonction des buts recherchés, on prend tel ou tel probiotique venant de l'extérieur. On peut ainsi distinguer, grossièrement, les propriétés écologiques (= refaire la flore, l'aider à retrouver son équilibre ; c'est un objectif commun à nous tous) et les propriétés thérapeutiques (= objectif bien précis relatifs aux besoins de chacun).

Rétablir l'écologie intestinale se fait généralement à l'aide de germes déjà membres de la flore intestinale, tels que *Lactobacillus, Streptococcus ou Bifidobacterium*. C'est la majorité des souches employées dans les laits fermentés : elles ne présentent strictement aucun risque toxique ou infectieux et sont faciles à inclure dans les aliments de consommation courantes, tels que les produits laitiers.

En revanche, pour un résultat plus pointu et spécifique, les micro-organismes employés ne figurent pas forcément dans notre flore d'origine. C'est le cas de *S. Boulardii*, par exemple. Cette levure, que vous retrouvez régulièrement au fil de cet ouvrage, ne fait pas partie de notre flore, mais c'est un excellent probiotique, sans doute l'un parmi les plus étudiés et documentés.

21. Les probiotiques peuvent-ils jouer d'autres rôles que celui de probiotique ?

Oui. On peut les utiliser comme vecteurs de principes actifs. Comme on sait qu'ils résistent aux diverses étapes de la digestion et qu'ils parviennent jusqu'à l'intestin, on peut leur faire transporter des enzymes, des substances antibactériennes ou autres molécules jusqu'au site voulu.

22. Y a-t-il des risques pour une femme enceinte de prendre des probiotiques ?

Non. Certains produits précisent qu'ils ne sont pas conseillés aux femmes enceintes, dans le sens où les fabricants n'ont pas effectué d'études cliniques spécifiques portant sur les femmes enceintes. Nous pensons tout spécialement aux probiotiques bien utiles dans le cadre de l'inconfort digestif, si banal chez les femmes qui attendent un enfant. Mais cela ne signifie en aucun cas qu'ils sont déconseillés ! Comme l'a rappelé le Pr Marteau, l'un des spécialistes français des probiotiques « il n'a jamais été rapporté le moindre effet secondaire d'un quelconque probiotique chez une femme enceinte ». Voilà qui est clair.
Au contraire, une femme enceinte doit se supplémenter (surtout si son terrain est allergique), tout particulièrement en fin de grossesse de manière à optimiser sa flore vaginale au moment de l'accouchement. C'est important pour le bébé.

23. Pourquoi les probiotiques doivent-ils être vivants ? Les médicaments, eux, ne sont pas vivants, et agissent quand même !

Répondons d'emblée que les probiotiques ne sont PAS des médicaments. Leur mode d'action est même différent, voire totalement opposé. La définition même du probiotique implique qu'il soit vivant. C'est que dans l'intestin, ils travaillent ! Pour cela, forcément, ils doivent être vivants et même en pleine

forme ! Ceci a d'ailleurs été objectivé lors d'observations tout à fait passionnantes.
En plus, il faut impérativement que les conditions de vie soient parfaites pour la bactérie qui, sinon, se recroqueville sur elle-même et sécrète des toxiques pour se protéger. C'est sa stratégie de survie, il faut donc prendre grand soin de son confort.
Cependant, quelques (rares) études ont été menées avec des organismes bactériens morts, autrement dit des probiotiques morts. C'est un débat qui agite la communauté scientifique. Dans ce livre, nous parlons depuis la toute première page de bactéries vivantes. En fait, il semble que les probiotiques puissent conserver une certaine utilité, même morts. Les chercheurs ne sont pas certains de savoir pourquoi, mais ils pensent que le mécanisme d'action des probiotiques passe par deux biais bien distincts. Finalement, tout est affaire de dialogue !

Communication active (probiotiques vivants) : nos héros produisent des molécules, qui vont envoyer des signaux aux cellules intestinales. Par exemple quelque chose comme : « Tu devrais produire plus de ceci », ou : « Attention à cela ». C'est ce qu'on appelle le « cross-talk », véritable dialogue entre la flore bactérienne et les cellules intestinales.

Communication passive (germes vivants ou morts) : les bactéries sont vêtues d'une enveloppe (tout comme notre peau nous enveloppe), que notre système immunitaire identifie. Il dirige alors le probiotique là où l'organisme en a le plus besoin ; il dispatche en fonction du signalement reconnu. Nul besoin d'être vivant pour être déplacé dans un endroit adéquat. Cela n'a rien d'extraordinaire puisque le corps a l'habitude de fonctionner avec des éléments, des parties « mortes ».

Pour en savoir plus, il faut attendre les résultats d'autres études.

- IV -
LES PROBIOTIQUES ET VOTRE SANTÉ

Tout a commencé avec des souris. Lors d'une expérience en laboratoire, des chercheurs ont réparti ces pauvres bêtes en 4 groupes. À toutes, ils ont administré des doses massives d'une bactérie mortelle (l'équivalent de la salmonelle chez l'homme).
Le groupe 1 ne prenait rien. Le groupe 2 prenait du lait. Le groupe 3 prenait du yaourt. Le groupe 4 prenait du lait fermenté aux probiotiques.
Résultat : aucune souris vivante dans le groupe 1. Dans le groupe 2, seule une souris a survécu. Dans le groupe « yaourt simple », la moitié des souris sont restées en vie. Et, stupeur, dans le groupe 4, 8 souris sur 10 s'en sont tirées !
Il est rare que les chercheurs se trouvent face à des résultats aussi spectaculaires et ils ont supposé que les probiotiques avaient sauvé la vie des rongeurs en mettant leur intestin à un niveau « maximum » d'alerte : « Attention, ce sont des bactéries de salmonelles, défends-toi ! ».

INITIATION AUX PROBIOTIQUES

Quoi qu'il en soit, cette expérience surprenante a déclenché toutes celles qui ont suivi. Bien entendu, nous ne sommes pas des souris, il a donc fallu passer au niveau supérieur pour étudier ces désormais célèbres probiotiques sur l'homme... Avec les difficultés éthiques que cela suppose. Ainsi, il est hors de question de rendre malades des êtres humains pour contrôler l'efficacité d'une souche bactérienne ! Mais les recherches ont progressé malgré ces obstacles. Cependant, nous en sommes toujours au stade de l'initiation. Pour remettre les choses en perspective, rendez-vous compte que nous étudions le cholestérol depuis 60 ans et que nous sommes loin d'avoir percé tous les mystères de son fonctionnement. Alors les probiotiques, sous l'œil des scientifiques depuis seulement 10 ans, vous imaginez…

Néanmoins il existe de multiples preuves, publiées dans de nombreux journaux scientifiques, pour préconiser l'emploi de probiotiques en prévention et en traitement de divers troubles, tout particulièrement intestinaux, vaginaux et immunitaires. En pratique quotidienne, les médecins et les pharmaciens qui conseillent les probiotiques à leurs patients savent qu'ils auront aussi des résultats obtenus dans bien d'autres domaines. Dans le secret des éprouvettes, les propriétés de ces bactéries amies débordent largement de ce cadre, puisque les chercheurs découvrent en ce moment qu'elles jouent un rôle dans la modulation de certains cancers, les premiers étudiés étant ceux du côlon et de la vessie. Mais laissons pour le moment les experts à leurs recherches, prometteuses s'il en est, et intéressons-nous à la vraie vie, ici et maintenant. Voici les principaux troubles pour lesquels les probiotiques pourront vous être d'un grand secours. Et retenez une fois pour toutes que, dans plus de la moitié des cas, les symptômes liés à un déséquilibre de la flore intestinale ne s'établissent pas dans la sphère digestive. Même si vous ne présentez aucun trouble du transit (constipation, diarrhée), votre intestin n'est pas forcément dans une forme olympique !

ALINE N'EST PAS FOLLE !

Très récemment, Aline M, une jeune femme qui présentait divers symptômes très gênants – des douleurs, des démangeaisons, une intense fatigue, des troubles du transit – venait de se faire traiter de « folle » par son allergologue, à qui elle osait

demander si son problème ne viendrait pas, par hasard, d'un problème au niveau intestinal.
Découragée et vexée, cette femme se retrouve à la pharmacie (toujours avec ses troubles) où je lui confirme qu'en effet, un déséquilibre de la flore intestinale et une perméabilité de la barrière intestinale peuvent déclencher des manifestations très diverses. Dix jours après une cure de ferments lactiques, tous les signes ont disparu, cette personne n'était ni folle ni ridicule : elle avait raison. Il existe un nombre incalculable de malades dans son cas. Peut-être souffrez-vous vous-même de troubles qui « traînent ». Dans ce cas, j'espère que vous trouverez une solution dans les pages qui suivent.

À PROPOS DES DOSAGES

Contrairement aux médicaments, les dosages ne diffèrent pas entre les enfants et les adultes.
En effet, la flore intestinale est constituée dès l'âge de 2 ans et elle ne variera que très peu ensuite.
Seuls les bébés bénéficient de posologies adaptées (les probiotiques se glissent soit dans le biberon, soit passent dans le lait maternel si l'enfant est allaité et, dans ce cas, c'est la maman qui se supplémente).

N'oubliez pas qu'aucun probiotique ne remplace un traitement médical et qu'une consultation s'impose si vous avez un doute sur votre état de santé. Mais l'inverse est également vrai : aucun médicament ne peut remplacer les probiotiques !

ACNÉ

Hyper-classiques, les boutons qui ornent le visage des ados et de certains adultes s'accompagnent souvent d'une inflammation de la muqueuse intestinale. Les facteurs hormonaux et environnementaux (stress notamment) jouent un rôle majeur dans ce type de trouble mais, comme dans la plupart des manifestations cutanées, le système digestif a « son mot à dire ».

CE QUE LES PROBIOTIQUES PEUVENT FAIRE POUR VOUS...

Selon la forme d'acné concernée, on peut obtenir avec les probiotiques jusqu'à... 80 % de guérison ! Ce score exceptionnel obtenu lors d'une étude scientifique a poussé les autorités allemandes à recommander la levure *boulardii* comme traitement adjuvant (auxiliaire) contre l'acné. C'est dire si les probiotiques sont porteurs d'espoir pour une bonne partie de la population acnéique !

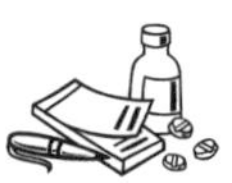

Quelles souches pour votre problème ?
Bifidobacterium bifidum, longum infantis, adolescentis, plantarum, Lactobacillus rhamnosus, L.acidophilus.

(VOIR CONSEILS PRODUITS P. 185-187)

4 POINTS IMPORTANTS

1. L'acné est due au bouleversement hormonal qui met tout sens dessus dessous lors de la puberté. Mais tous les ados n'en souffrent pas !

2. L'hygiène locale est essentielle, elle doit être biquotidienne, avec des produits doux : inutile de récurer ! Cela provoquerait l'inverse du but recherché.

3. Peau et flore digestive, même combat. Une flore intestinale en mauvais état entraîne toujours des troubles dermatologiques.
4. Les traitements les plus efficaces contre l'acné sont internes (plantes, médicaments, huiles essentielles, minéraux…). Ce n'est donc pas qu'une simple affaire de « surface »…

ALLERGIES

S'il y a un métier qui ne risque pas de disparaître dans les années à venir, c'est bien celui de médecin allergologue. Les allergies se répandent comme une traînée de poudre. Elles touchent déjà 30 % de la population et le nombre de personnes atteintes s'accroît en permanence : + 25 % tous les 10 ans ! Au point que chez les enfants, elle est devenue la maladie chronique la plus fréquente.
Ironiquement, alors que le système immunitaire croit sauver notre pauvre allergique d'une mort certaine en pourchassant une bouchée de kiwi avec la dernière énergie, il le conduit, hélas, vers une vraie maladie et même parfois jusqu'au décès. La difficulté avec l'allergie, c'est que l'ennemi n'est pas dehors, mais dedans. Bien sûr, c'est un élément extérieur qui déclenche une crise et il faut apprendre à s'en protéger. Mais, on l'a dit, l'élément en question est totalement inoffensif pour la plupart des individus. Un genre de responsable non coupable, qui nuit en toute innocence.
Le problème n'est donc pas le kiwi, mais le déséquilibre de notre immunité : notre « hyper-immunité » en quelque sorte. L'allergique est une personne qui réagit trop fort. En résumé, là où n'importe quel autre corps se dit : « Tiens, un pollen, une fraise, un pot de peinture ! », celui de l'allergique appelle généraux, armées et mercenaires pour mener une bataille absolument épuisante contre un ennemi qui n'en est pas un.

CE QUE LES PROBIOTIQUES PEUVENT FAIRE POUR VOUS...

Les probiotiques sont remarquablement efficaces en cas de manifestations allergiques. Notamment de :

- dermatite atopique,
- eczéma,
- asthme,
- allergies alimentaires,
- intolérances alimentaires.

Leur efficacité est liée à 3 grands modes d'action.

- Ils modulent les réactions du système immunitaire (ils tempèrent ses réactions exagérées).
- En rééquilibrant la flore intestinale, ils réduisent l'inflammation (toujours présente dans les cas d'allergie), la perméabilité intestinale (il n'y a plus de « trous » par lesquels peuvent passer des fragments d'aliments, responsables des réactions allergiques).
- Ils aident le système immunitaire à mieux distinguer les véritables ennemis (contre lesquels il faut lutter) et les faux ennemis, tels qu'une bouchée de kiwi, de blé ou de poisson, qui ne présente pas de danger pour l'organisme. C'est là un processus-clé pour se protéger contre l'allergie.

Voilà pourquoi cela fait près de 10 ans que les spécialistes des probiotiques en prescrivent à leurs patients allergiques !

PARENTS ALLERGIQUES, PENSEZ À PROTÉGER VOS ENFANTS SI...	PROBABILITÉS POUR UN ENFANT DE DEVENIR ALLERGIQUE
Le père OU la mère est allergique	30 % (un peu + si c'est la mère)
Le père ET la mère sont allergiques	80 %
Un membre de la famille (oncle, tante) est allergique	20 %

Reportez-vous à « Enfants » p. 121.

Quelles souches pour votre problème ?
Lactobacillus acidophilus,
Bifidobacterium longum, lactococcus lactis,
Streptococcus thermophilus

(*VOIR CONSEILS PRODUITS P. 185-187*)

4 POINTS IMPORTANTS

1. Quel que soit votre type d'allergie, les probiotiques vous seront bénéfiques.
2. Même le rhume des foins recule face aux probiotiques : en prendre chaque jour pendant 1 mois améliore l'état des personnes qui souffrent de rhinite allergique (allergie aux pollens, aux acariens, à la poussière...).
3. Il existe bien d'autres façons de renforcer son « terrain » contre l'allergie : vitamine C, flavonoïdes (= quercétine), oméga 3... renseignez-vous auprès d'un pharmacien habitué à conseiller les suppléments alimentaires.
4. Une hyper-perméabilité digestive (voir p. 117) est forcément liée à l'allergie, surtout alimentaire. C'est que la muqueuse a laissé passer des morceaux d'aliments dans l'organisme. Mais le caractère allergénique est aggravé en cas de digestion incomplète. Et quelles sont les raisons qui empêchent le système digestif de faire son travail ?

- lorsqu'on ne mâche pas suffisamment ;
- lorsqu'on est stressé (le stress réduit la qualité et le volume des sucs digestifs) ;
- lorsqu'on a un estomac insuffisamment acide (hyper courant chez les + de 60 ans ainsi que chez les insuffisants thyroïdiens ou surrénaliens) ;
- lorsque le transit digestif est trop rapide (alimentation parasitée, allergie ou intolérance) ;

- lorsque l'alimentation est trop pauvre en enzymes (hyper-courant : c'est le cas si l'on ne mange jamais de crudités et/ou si on se nourrit surtout de plats préparés industriels) ;
- lorsqu'on suit des régimes alimentaires déséquilibrés, farfelus ou trop drastiques ;
- lorsqu'on prend des médicaments empêchant l'absorption des graisses (type Orlistat).

ANTIBIOTIQUES (EFFETS SECONDAIRES)

Quel que soit son dosage, sa marque, la durée du traitement, le mode d'administration, l'antibiotique détruit la flore intestinale. Ensuite, pendant une longue période, les fonctions normalement assurées ne le sont plus. Le retour à la normale s'effectue dans un délai de 2 à 3 mois. Vous imaginez donc facilement qu'une personne qui prendrait régulièrement des antibiotiques (une infection à chaque saison, pour caricaturer), présenterait à coup sûr une flore perturbée toute l'année. Or, on le sait, un tel déséquilibre prédispose justement aux infections en abaissant les capacités immunitaires. Il est donc extrêmement important de rétablir au plus vite les choses après un traitement antibiotique afin de ne pas tomber dans ce cercle vicieux.

CE QUE LES PROBIOTIQUES PEUVENT FAIRE POUR VOUS...

Ils aident à recoloniser très rapidement la flore digestive et évitent ainsi le développement de mycoses (intestinales ou vaginales) et d'autres conséquences du traitement antibiotique. Il ne faut surtout pas tarder pour démarrer sa supplémentation : le jour où vous attaquez vos antibiotiques, commencez AUSSI vos probiotiques.

Quelles souches pour votre problème ?
Lactobacillus (acidophilus, lactis), Bifidobacterium longum, Streptococcus thermophilus.

(VOIR CONSEILS PRODUITS P. 185-187)

3 POINTS IMPORTANTS

1. Laissez un laps de temps d'environ 2 heures entre la prise d'antibiotiques et celle de probiotiques.
2. Il faut continuer la supplémentation en probiotiques pendant au moins deux semaines après la fin du traitement antibiotique.
3. D'autres traitements médicaux sont nocifs pour la flore. Notamment les cytostatiques (anticancéreux) et les irradiations (radiographies, radiothérapie). Il est conseillé de suivre en parallèle une cure de probiotiques.

BALLONNEMENTS / RENVOIS (VENTRE PLAT)

La flore digestive joue un rôle majeur dans la digestion. Elle se trouve à l'étape ultime puisqu'elle se charge de ce que nous n'avons pas pu digérer avant : les fibres ou certains nutriments non digestibles. C'est ce qu'on appelle la digestion colique.
Pendant le processus digestif sont produits des gaz de fermentation qui cherchent à s'échapper du corps de diverses manières (gaz, renvois). Certains sont inodores (oxygène, azote, hydrogène, oxyde de carbone, méthane), d'autres non (ammoniac, scatol, hydrogène sulfuré). Ces derniers, gênants, sont habituellement le fruit d'une alimentation trop riche en protéines animales, en soufre (œufs, fromages, choux, oignons) ou en produits laitiers. Ici notre flore n'est pas seule en cause, ce sont nos choix alimentaires qu'il faut revoir !

En effet, il est parfaitement naturel et normal que nous émettions des gaz. L'inverse serait même fort étonnant, voire très inquiétant ! Rappelez-vous que 100 000 milliards de bactéries travaillent en permanence dans le côlon, 24 h/24 h, et que toute fermentation produit du gaz. Elles s'attaquent aux fibres, mais aussi à d'autres glucides, à des morceaux de protéines, bref à tout un panel d'éléments qu'il faut bien assimiler ou rejeter. Songez que cette vaste opération se déroule sur une longueur d'environ 1,2 mètre, soit une surface qui ne passe guère inaperçue. L'émission de gaz est donc tout ce qu'il y a de plus logique. Mais dans une certaine mesure seulement ! Pour rester dans la fourchette « raisonnable » et inodore, il faut que le pH du côlon soit acide, c'est-à-dire qu'il se situe entre 5 et 5,5. Or, cet idéal n'est guère fréquent ; plus généralement, le pH monte à 6,5 voire 7 du fait d'une flore déséquilibrée, ce qui favorise le développement des bactéries dites de putréfaction. Avec les conséquences que l'on connaît…

CE QUE LES PROBIOTIQUES PEUVENT FAIRE POUR VOUS…

Les ballonnements et éructations sont hyper-fréquents chez les personnes dont la flore intestinale est perturbée. C'est logique car les bactéries de putréfaction pullulent.

Les probiotiques rétablissent l'équilibre et aident, au passage, à retrouver un ventre plat ! La disparition en quelques jours des mauvaises odeurs, aussi bien des gaz que des selles, est un signe éloquent d'un retour à la normale. Ce qui n'empêche évidemment pas de respecter les poins listés ci-dessous, notamment manger moins de viande et plus de végétaux (céréales, fruits et légumes, etc.), et mâcher. Un mépris de ces conseils de base ne peut mener qu'à l'absence totale de résultat puisque l'intestin grêle, débordé, ne peut terminer la digestion des protéines. Ces dernières, insuffisamment digérées, parviennent jusqu'au côlon où leur prise en charge par la flore génère les odeurs que l'on cherche précisément à éviter.

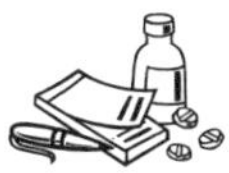

Quelles souches pour votre problème ?
Lactobacillus acidophilus,
Bifidobacterium diverses, L.rhamnosus LGG.
Choisir des probiotiques SANS prébiotiques
et si possible avec enzymes

(*VOIR CONSEILS PRODUITS P.* 185-187)

12 POINTS IMPORTANTS

1. L'air est conçu pour entrer dans les poumons, pas pour stagner dans le système digestif. Évitez d'en avaler et fuyez les aliments indigestes qui, en se dégradant lentement, entraînent une fermentation.

2. Quand on parle de reflux supérieur, on parle de rots. Les gaz venant de l'estomac sont émis par la bouche. Quand on parle de reflux inférieur, on parle de pets. Les gaz intestinaux, venant du côlon, sont émis par l'anus. Ceci est parfaitement normal ; ce qui ne l'est pas, ce sont les mauvaises odeurs.

3. Boire trop à table est déconseillé, même si c'est de l'eau.

4. Fuyez les sodas et méfiez-vous des eaux minérales gazeuses.

5. De nombreuses boissons contiennent des éléments qui entravent la digestion : les additifs (cidre, bière, sirop, soda), les tanins (vin, café, thé), l'alcool (toutes les boissons alcoolisées), les graisses (lait, cacao), les sucres raffinés (toutes les boissons industrielles sucrées). Le milk-shake est probablement l'une des boissons les moins digestes.

6. Mangez dans le calme. Mâchez suffisamment. Tout ira bien.

7. Évitez de trop parler à table : l'air se mélange aux aliments et descend dans l'estomac.

8. Ne mâchez pas de chewing-gum. Non seulement vous avalez de l'air, mais, en plus, sous l'impulsion de la salive, l'estomac sécrète des sucs gastriques pour une digestion inutile puisque vous n'ingérez aucun aliment.

9. Attention aux produits laitiers : ils renferment du lactose, peu digeste.

10. Les fibres, difficiles à digérer, sont à manipuler avec précaution, mais ne doivent par être supprimées. Il faut augmenter progressivement la teneur en fibres de son alimentation et s'arrêter au seuil individuel où « ça ne passe plus ».

11. Les choux, haricots secs, navets et oignons sont connus pour provoquer des flatulences chez les personnes sensibles.

12. Consommez des aliments « antigaz » comme le gingembre, l'ail ou la menthe poivrée. Ou des aliments neutres : huile, poisson, viande, volaille, riz.

BÉBÉ (TROUBLES DIGESTIFS, ÉTAT GÉNÉRAL)

95 % des bébés allaités par leur maman développent naturellement, dans les premiers jours de leur vie, une flore dite « bifide ». En revanche, les bébés nourris au lait maternisé ne sont pas exactement colonisés par la même flore : certes des bifides prennent leur place, mais d'autres bactéries nettement moins amicales s'installent également. Il s'agit par exemple des Entérocoques, des Bactéroïdes et de Clostridium (voir détails p. 135). Or, les bébés « bifides » (allaités) souffrent moins fréquemment de gastro-entérites.

Dans les pays occidentaux, les conditions de vie, notamment celles liées à la naissance, ont modifié l'équilibre de la « flore bleue » (voir p. 13). Les améliorations hygiéniques relatives à l'accouchement sont évidemment à saluer. C'est grâce à des protocoles drastiques que le taux de mortalité infantile a baissé de façon spectaculaire, personne ne revient dessus. Mais la traque permanente au microbe est parfois excessive. De plus en plus de médecins estiment qu'un environnement trop « propre » favorise l'émergence des allergies (voir p. 89) et peut éventuellement affaiblir l'immunité.

CE QUE LES PROBIOTIQUES PEUVENT FAIRE POUR EUX...

En donnant des probiotiques aux tout jeunes bébés de parents allergiques, on diminue de moitié la survenue de l'eczéma. Mais on prévient aussi les allergies en général ! Cependant, si l'un ou les deux parents ont déjà un terrain allergique, l'idéal est de ne pas attendre que l'enfant soit né. On peut en effet limiter les risques en anticipant. Soyez particulièrement vigilante à partir du 5e mois de grossesse. Les 4 derniers mois sont ceux de tous les dangers, d'un point de vue allergie. Cela passe par :

- éviter les aliments les plus allergisants pour les enfants (notamment les cacahuètes, mais aussi grande prudence vis-à-vis de l'œuf et du poisson) ;
- imaginer un environnement « anti-allergène » pour le futur bébé (fuir les moquettes, tissus, etc.) ;
- se supplémenter en probiotiques, particulièrement pendant les 3 dernières semaines de grossesse !

Après sa naissance, il faudra continuer à supplémenter le bébé pendant plusieurs mois (7 à 10 selon les études), soit en glissant des probiotiques à des dosages adaptés dans son biberon, soit la maman qui allaite poursuit sa supplémentation en probiotiques, qui passent dans le lait maternel).

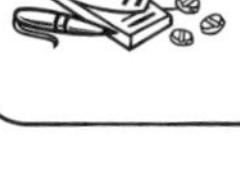

Quelles souches pour leurs problèmes ?
Bifidobacterium (infantis, lactis),
Lactobacillus (rhamnosus LGG, acidophilus)

(VOIR CONSEILS PRODUITS P. 185-187)

2 POINTS IMPORTANTS

1. Les bébés auxquels on donne des probiotiques ont besoin (ensuite) de moins de traitements antibiotiques que les autres.

2. Les bébés tolèrent parfaitement bien les probiotiques qui sont des éléments 100 % naturels. Parlez-en à votre médecin ou à votre pharmacien.

CARIE

La carie dentaire est un véritable fléau à l'échelle mondiale, mais même chez nous, elle reste beaucoup trop fréquente. La protection de base repose sur une hygiène dentaire suffisante et la surveillance de l'alimentation. La carie se développe en effet si le milieu lui est propice. Car n'oublions pas qu'à la base de ce trou noir dans les dents, nous avons encore et toujours affaire aux... bactéries ! En effet, près de 70 espèces de bactéries différentes cohabitent dans notre bouche : c'est la plaque bactérienne. Certaines d'entre elles sont responsables d'agressions contre les gencives, d'autres ne poursuivent qu'un seul but : perforer nos dents et former une carie.

CE QUE LES PROBIOTIQUES PEUVENT FAIRE POUR VOUS...

Voilà une indication inattendue pour les probiotiques et, pourtant, ils ont réellement montré des aptitudes à protéger nos dents des caries ! En luttant contre la bactérie *Streptococcus mutans* (responsable des caries), ils réduisent de beaucoup les risques d'en souffrir, surtout chez les enfants âgés de 3 à 4 ans selon les études.

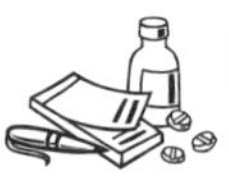

Quelles souches pour votre problème ?
Pas de supplémentation. Une bonne hygiène (alimentaire, brossage) suffit.

(VOIR CONSEILS PRODUITS P. 185-187)

6 POINTS IMPORTANTS

1. Le brossage régulier des dents (dans l'idéal après chaque repas, soit 3 fois par jour) reste évidemment la base de la protection dentaire. Le but est d'empêcher les bactéries de se développer, ce qu'elles font à vitesse grand V après les repas.

2. Le grignotage maintient en permanence un taux élevé de bactéries en bouche : c'est l'un des meilleurs moyens pour avoir des caries.

3. Évitez le sucre et, surtout, les aliments sucrés qui restent longtemps en bouche (jus de fruits, boissons gazeuses, caramel, nougat…). Attention aux sucres cachés : ketchup, biscuits…

4. Mâchez, salivez : la salive contient un « anticarie » naturel.

5. Mangez davantage de fruits et légumes frais (prébiotiques).

6. Si vous appréciez la cuisine japonaise, accompagnez vos sushis de wasabi : ce condiment, sorte de « moutarde verte » aux propriétés étonnantes empêche les caries de se développer ! Il renferme des isothiocyanates (tout comme les choux, notamment les brocolis), des molécules interdisant aux bactéries responsables des caries de coller aux dents. Le wasabi est doté d'un goût extrêmement puissant. À réserver aux adultes…

COLITE

La colite est une inflammation aiguë ou chronique du côlon. Elle touche 1,5 million de personnes en France, sans compter celles, nombreuses, qui ne sont pas diagnostiquées. Cette maladie est donc hyper-répandue : elle représente plus de 50 % de l'activité d'un gastro-entérologue ! Attention : le terme « colite » est souvent employé à tort pour désigner des troubles du fonctionnement de l'intestin dans lesquels il n'existe pas d'inflammation. (Reportez-vous à « inconfort intestinal » p. 132).

La colite se traduit essentiellement par des diarrhées, accompagnées ou non de douleurs abdominales. Mais on regroupe sous ce terme des affections très variées, à l'exception des malformations et des tumeurs du côlon. Le diagnostic repose en général sur la coloscopie. Cependant, seul le test de dysbiose intestinale pourra détecter une mycose intestinale ou des germes pathogènes. C'est un examen urinaire qui recherche les déchets (ou métabolites) de ces intrus. S'ils sont dépistés, c'est qu'il y a colonisation, sans doute responsable de l'affection.

On distingue :

- la colite **aiguë** – son origine est **infectieuse** (microbe : soit un virus, soit une bactérie, soit un parasite), **médicamenteuse** (les laxatifs, les anti-inflammatoires, certains antibiotiques ou médicaments à visée cardiaque entraînent fréquemment des effets secondaires digestifs, dont les colites. Ces véritables inflammations finissent par léser l'organe et peuvent mener jusqu'à l'hémorragie intestinale dans les cas les plus graves), liée à une **radiothérapie** ou à une insuffisance circulatoire de la paroi intestinale (**ischémie**) ;
- la colite **chronique** – son origine est généralement inconnue. Elle accompagne d'autres maladies digestives (Crohn, rectocolite hémorragique).

CE QUE LES PROBIOTIQUES PEUVENT FAIRE POUR VOUS...

Les manifestations de la colite sont soulagées en un mois grâce aux probiotiques dans près de 80 % des cas. Il serait vraiment dommage de ne pas essayer ! Cela ne signifie pas que les ferments guérissent de la colite, mais qu'ils apaisent ses symptômes. C'est déjà très bien ! En outre, certaines colites nécessitent le recours aux huiles essentielles ou aux antibiotiques (les colites infectieuses) et, là encore, les probiotiques auront toute leur place dans l'accompagnement du traitement.

… et en cas de colite ulcéreuse…

Les probiotiques aident également à prévenir les rechutes en cas de colite ulcéreuse. L'information suivante vous aidera à mieux comprendre comment les scientifiques utilisent les bactéries pour en contrer d'autres : une vraie lutte d'écosystème ! On sait que la colite ulcéreuse découle de la colonisation de l'intestin par une souche toxique d'*Escherichia coli.* Les chercheurs ont logiquement pensé à empêcher cette implantation en favorisant l'établissement dans le côlon de souches *E. coli* non toxiques. Résultat : ces dernières ont été reconnues aussi efficaces que le médicament anti-inflammatoire classique, habituellement prescrit pour réduire les risques de rechute chez les patients en rémission de colite ulcéreuse ! Parfois il est nécessaire de combiner les deux. En tout cas, il n'est plus possible de se passer des probiotiques dans ce cas !

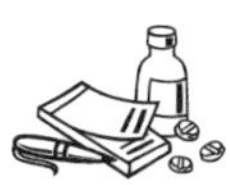

Quelles souches pour votre problème ?
Bifidobacterium longum, Lactobacillus (acidophilus, lactis, plantarum, casei), Streptococcus thermophilus.

(*VOIR CONSEILS PRODUITS P. 185-187*)

3 POINTS IMPORTANTS

1. Le stress aggrave toujours le problème. Mais les médicaments anxiolytiques ou antidépresseurs sont fortement déconseillés : ils ne régleront rien, au contraire ils apporteront d'autres troubles. Mieux vaut se tourner vers la phytothérapie, l'aromathérapie et les suppléments alimentaires, parfaitement physiologiques. On peut leur associer une psychothérapie, la relaxation… ces « aides » sont tout à fait efficaces.

2. Les infusions de réglisse (pas les bonbons !) et de menthe poivrée permettent de soulager efficacement les crises, également apaisées par des « pansements internes » de type argile.
3. Les médicaments peuvent provoquer des colites (voir plus haut). Pensez à protéger votre côlon à l'aide des probiotiques lors de ces traitements, c'est absolument nécessaire.

CONSTIPATION

La constipation résulte d'un transit intestinal trop lent. Bilan : on ne se rend pas suffisamment à la selle. Ce n'est pas seulement un trouble inconfortable : cela peut favoriser les maladies intestinales et même contribuer au cancer du côlon.
Si la diarrhée est le signe le plus fréquent d'un déséquilibre intestinal, la constipation en est également très représentative. Et plus encore, l'alternance des deux (diarrhées/constipation…).

CE QUE LES PROBIOTIQUES PEUVENT FAIRE POUR VOUS…

Les probiotiques accélèrent le transit lorsque ce dernier est ralenti – et seulement dans ce cas ! Si vous n'avez aucun problème de constipation et que vous prenez des probiotiques, vous n'aurez pas pour autant la diarrhée ! N'oubliez pas que les probiotiques rétablissent un équilibre, mais ne peuvent en aucun cas induire un déséquilibre. C'est rassurant !

Quelles souches pour votre problème ?
Bifidobacterium bifidum, longum, infantis, adolescentis, plantarum, Lactobacillus rhamnosus, L.acidophilus.

(VOIR CONSEILS PRODUITS P. 185-187)

6 POINTS IMPORTANTS

1. La plupart des constipations sont dues à une alimentation pauvre en fruits et légumes et/ou insuffisamment hydratée (pas assez d'eau), ou encore trop peu calorique. De telles habitudes alimentaires conduisent directement au déséquilibre de la flore intestinale.

2. Les régimes restrictifs sont de grands pourvoyeurs de constipation.

3. L'anxiété, le stress chronique aggravent souvent le problème. Mieux vaut se détendre plutôt que de prendre des laxatifs. Le rire déstresse et masse l'intestin. Efficace, contagieux, agréable et gratuit !

4. La sédentarité est l'ennemi numéro 1. Marchez, nagez, courez ! Dans de nombreux cas, le simple fait d'augmenter son activité physique améliore le transit. La marche est idéale car elle masse naturellement et en douceur les intestins afin de les aider à mener à bien leur tâche. On peut aussi faire 5 minutes de gym (abdos par exemple) le matin au réveil, avant le petit déjeuner. Effet garanti, surtout si vos efforts sont assortis d'un verre d'eau.

5. Mangez plus de fruits et légumes (surtout ceux riches en FOS).

6. Une faiblesse de la thyroïde est toujours liée à une constipation… et à un déséquilibre de la flore. Il faut y penser !

CROHN – RECTOCOLITE HÉMORRAGIQUE

La maladie de Crohn et la rectocolite hémorragique sont deux maladies chroniques inflammatoires de l'intestin. La première peut toucher l'ensemble du tube digestif alors que la seconde ne concerne que le côlon. Dans un cas comme dans l'autre, les douleurs sont plus ou moins importantes, les troubles du transit

(diarrhées) toujours présents et les phases de rémission ponctuées de crises aiguës.
Une personne atteinte de maladie inflammatoire de l'intestin n'a pas la « même » flore qu'une personne saine, sans maladie. Les médecins ignorent si cette différence est à l'origine ou est la conséquence de la maladie, mais le fait est là.
En tout cas, une flore intestinale perturbée aggrave toujours l'inflammation lors des maladies de l'intestin. Et en retour ces dernières déséquilibrent systématiquement la flore… Un cercle vicieux qu'il convient de briser, car si rééquilibrer la flore ne soigne pas la maladie, c'est nécessaire pour espérer obtenir un certain confort.

CE QUE LES PROBIOTIQUES PEUVENT FAIRE POUR VOUS…

Anti-inflammatoires, les probiotiques espacent et atténuent les « crises ». En outre, ils aident à stabiliser l'intégrité de la muqueuse intestinale. Les prébiotiques contribuent également à la prévention des récidives. Dans tous les cas, ils sont très fortement conseillés en complément de votre traitement habituel. Cette recommandation concerne aussi les enfants atteints de ce type de maladie, dont l'état général s'améliore grâce aux probiotiques.
Par ailleurs, les probiotiques sont capables de prévenir la pouchite (une complication très fréquente faisant suite à la chirurgie intestinale) ou ses récidives. Ils devraient donc être systématiquement prescrits en cas de chirurgie intestinale, acte fréquemment proposé aux personnes atteintes d'une maladie intestinale inflammatoire.

Quelles souches pour votre problème ?
Bifidobacterium bifidum, Lactobacillus (acidophilus, plantarum, rhamnosus, reuteri).

(VOIR CONSEILS PRODUITS P. 185-187)

3 POINTS IMPORTANTS

1. Les recommandations nutritionnelles classiques (« éviter les fibres, donc limiter les végétaux, augmenter les produits laitiers… ») vont souvent, hélas, à l'encontre d'une amélioration. Les patients s'en rendent bien compte lorsqu'ils cherchent des solutions par eux-mêmes et découvrent qu'ils se sentent nettement mieux dès lors qu'ils font… l'inverse !

2. Méfiez-vous de certains aliments soupçonnés d'aggraver votre état : maïs, blé, lait, levure, œufs, pommes de terre, seigle, thé, café, pommes, avoine, chocolat et champignons (sauf crus).

3. Augmentez en revanche la consommation de fruits et légumes frais, de céréales complètes (riz complet par exemple), de poissons gras (saumon, hareng ou maquereau au moins 3 fois par semaine).

CYSTITE

Une infection urinaire ou génitale coïncide toujours avec une perturbation de la flore locale (donc du vagin, principalement) qui se laisse envahir par une « mauvaise » bactérie. Tant que l'équilibre n'est pas rétabli, les récidives peuvent s'enchaîner, comme c'est le cas chez certaines femmes qui vont de traitement en traitement contre la cystite sans régler le problème de base…

CE QUE LES PROBIOTIQUES PEUVENT FAIRE POUR VOUS…

En adhérant aux muqueuses du système urinaire, les probiotiques empêchent, une fois encore, que des bactéries ennemies, responsables des cystites, n'y prennent place elles-mêmes. Il faut penser à eux, non pas pour soigner une cystite mais pour prévenir sa réapparition. Ainsi, la souche *Lactobacillus acidophilus* bloque le développement de la bactérie *Escherichia coli*, responsable de la plupart des infections urinaires. On peut l'administrer localement (ovules aux probiotiques). Mais

d'autres études ont montré qu'en avalant des probiotiques (notamment les souches *Lactobacillus fermentum* et *rhamnosus*), l'objectif était également atteint, car ils se rendent aussi sur place pour y faire leur travail.
Les femmes diabétiques ou celles dont l'immunité est passagèrement affaiblie peuvent aussi présenter des cystites liées, non pas à la bactérie décrite ci-dessus, mais au *Candida* (champignon tristement célèbre pour ses méfaits). Raison de plus pour rééquilibrer la flore intestinale, seule garante de la non-prolifération du *Candida*.

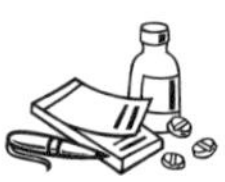

Quelles souches pour votre problème ?
Bifidobacterium (bifidum, longum, infantis, adolescentis, plantarum), Lactobacillus (acidophilus, rhamnosus).

(VOIR CONSEILS PRODUITS P. 185-187)

5 POINTS IMPORTANTS

1. Boire abondamment (2 litres d'eau par jour) est indispensable pour éliminer les germes. Une partie de cette eau peut servir à la préparation de tisane de busserole, remarquable anticystite.
2. Boire 1 grand verre de jus de cranberry par jour. Ce conseil est officiellement donné (prescrit !) aux femmes dans les hôpitaux les plus « à la pointe » en matière de maladies urinaires. C'est un moyen très efficace pour prévenir les cystites récidivantes.
3. L'hygiène locale doit être parfaite (sans récurer !).
4. Pensez à traiter une éventuelle constipation.
5. Certains autres symptômes spécifiques à la femme peuvent être liés à un déséquilibre de la flore. Par exemple, l'endométriose et les douleurs pendant l'acte sexuel.

DÉPRIME, TROUBLES DE L'HUMEUR

Jusqu'à récemment, on assignait à l'intestin un simple rôle d'assimilation/digestion. Les scientifiques pensaient que cette brave turbine accueillait des aliments digérés pour en extraire, le long de son tube, les éléments nutritifs, tout en faisant progresser l'ensemble des « inutilisables » vers « la sortie ». En quelque sorte, un travailleur manuel à qui on ne demandait pas de réfléchir… Mais des chercheurs fanatiques de notre « tuyauterie interne » se sont penchés sur notre intimité digestive, pour découvrir que notre tube digestif était intelligent ! De fait, il héberge autant de neurones que la moelle épinière, soit 100 milliards, et fabrique plus de 20 neuromédiateurs (dopamine, sérotonine, noradrénaline…) dont la fameuse sérotonine, ou « substance du bonheur », modèle étalon de toute une classe d'antidépresseurs modernes. Un vrai cerveau qui communique en permanence avec notre « premier » cerveau, par l'intermédiaire du nerf vague. Sur 10 communications « cerveau-intestin », 9 sont émises par le tube digestif et 1 seule par le cerveau ! Le premier est donc nettement plus bavard. Ne cherchons pas plus loin notre classique « mal au ventre » en cas de stress…
À une nuance près : après avoir longtemps considéré le système digestif comme totalement soumis à la souffrance émotionnelle (« J'ai peur d'aller à l'école donc j'ai mal au ventre »), il est de plus en plus admis que de nombreuses douleurs digestives – colopathies, brûlures d'estomac, digestions difficiles... – perturbent gravement nos pensées, notre comportement et bien sûr notre humeur (« Mon ventre va mal, donc je ne me sens pas bien »). C'est pourquoi certains médecins estiment que, dans ce cas précis, mieux vaut parler de troubles somatopsychiques (qui viennent du corps et affectent l'esprit) plutôt que de maladies psychosomatiques (qui viennent du stress et affectent l'organisme) !

Même si c'est difficilement quantifiable, de l'aveu même des praticiens, il semble bien qu'un déséquilibre de la flore puisse provoquer des troubles de l'humeur et de l'attention, voire un état d'esprit ou des comportements anormaux : tendance à dormir n'importe quand dans la journée (et mauvais sommeil la nuit), à l'anxiété, aux trous de mémoire... Une certitude donc : un intestin qui souffre menace de répercussions psychiques plus ou moins invalidantes.

CE QUE LES PROBIOTIQUES PEUVENT FAIRE POUR VOUS...

Il n'y a aucune raison pour qu'un déséquilibre de la flore n'affecte que le corps, ne serait-ce que par le stress qu'il provoque. En général, les personnes victimes de « mal-être non identifié » ne font pas le lien de prime abord avec leur intestin. Mais dès lors que leur flore est rétablie grâce aux probiotiques, elles affirment « se sentir beaucoup mieux, prendre la vie du bon côté et avoir les idées beaucoup plus claires ».
Pour les spécialistes, tous ces symptômes ne sont pas exactement dus à la présence excessive de champignons « colonisateurs », mais à des substances qu'ils sécrètent, véritables polluants nommés mycotoxines (= « toxines des champignons »). Bien entendu, un déséquilibre de la flore ne provoquera pas une dépression en soi mais n'arrangera rien, c'est certain. Et peut dans tous les cas déboucher sur des troubles de l'humeur. En outre, en entravant l'assimilation de certains minéraux et vitamines, cette situation peut mener à de vrais problèmes psychiques.

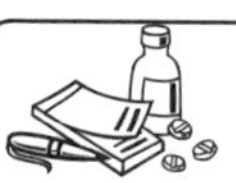

Quelles souches pour votre problème ?
L.acidophilus.

(*VOIR CONSEILS PRODUITS P. 185-187*)

6 POINTS IMPORTANTS

1. Une dépression doit toujours être prise en charge par un médecin mais il ne faut pas se ruer sur les antidépresseurs. Ces médicaments, beaucoup trop fréquemment prescrits (hors du cadre de dépression en plus), sont responsables d'effets secondaires parfois très graves (passage à l'acte, troubles du comportement, addiction...).

2. Dans la panoplie « antidéprime », d'autres éléments sont, en revanche, indispensables, tels que le magnésium et les oméga 3. Complétant une hygiène de vie revue et corrigée (alimentation, balades au grand air et à la lumière), ils suffisent à venir à bout du problème dans la grande majorité des cas.

3. Il faut toujours penser à une éventuelle carence en fer, très souvent responsable d'une grande fatigue physique et psychique.

4. La dépression saisonnière (SAD), qui frappe uniquement l'hiver, est traitée par la photothérapie (cure de lumière), en milieu hospitalier ou à la maison avec un appareil adéquat.

5. Le traitement de la déprime ou de la dépression ne se limite en aucun cas à la prise de médicaments. Ce ne sont ni des gélules ni des cachets qui aideront à accepter une situation difficile (deuil, licenciement, déménagement...). Ne comptez pas sur un traitement, quel qu'il soit, pour régler à votre place une telle situation : il ne peut que vous aider à passer le plus mauvais cap. Aides psychologiques bienvenues.

6. Attention aux dépressions chez l'adolescent et la personne âgée, particulièrement susceptibles de mener à des gestes extrêmes. Soyez vigilant.

DIARRHÉE / GASTROENTÉRITE

Lorsqu'on souffre de diarrhées, c'est que les bactéries « ennemies » ont pris le dessus sur la flore protectrice. L'hiver est la saison la plus « meurtrière » de ce point de vue (l'origine de l'infection étant alors surtout virale), suivie par l'été (dans ce cas, ce sont les bactéries qui sont le plus souvent en cause). Ce sont alors souvent les mêmes que celles de la colite : *camphylobacter, clostridium difficile, salmonella, shigella*... que de noms exotiques ! Mais il existe bien d'autres raisons de souffrir de diarrhées, par exemple les radios du ventre ou de la région pelvienne. L'irradiation perturbe alors fortement la flore qui, désorganisée, se laisse dépasser par les événements.

CE QUE LES PROBIOTIQUES PEUVENT FAIRE POUR VOUS...

Les probiotiques ont une place centrale dès lors qu'on souffre de diarrhées, quelle qu'en soit l'origine. Aucun doute, c'est même l'un des points les plus étudiés à ce jour : ils préviennent ET raccourcissent la durée de la diarrhée aiguë, tant chez l'enfant que chez l'adulte (3 jours contre 6 où 7 habituellement). C'est utile pour les enfants, fréquemment victimes de diarrhées récidivantes « attrapées » en collectivité (crèche, école...) ou à la maison, lorsqu'une sœur ou un frère en souffre. C'est que les virus circulent vite... ! En cas de contamination potentielle, mieux vaut donner des probiotiques en prévention : les résultats sont tout à fait spectaculaires. Des enfants habituellement sujets aux diarrhées n'en souffrent plus du tout, comme s'ils « n'attrapaient » plus de microbes ! En fait, ces derniers sont toujours là, à essayer de les coloniser, mais la flore se défend mieux et les neutralise plus facilement. Une belle preuve que « le microbe n'est rien, le terrain est tout », concept cher à Pasteur.
Concernant les adultes, diverses études montrent et démontrent, là encore, que les probiotiques évitent bien des désagréments digestifs... En dehors des causes « classiques », on

retrouve aussi des facteurs auxquels on pense moins, comme ces femmes qui subissent des radios de la zone du ventre. Les probiotiques donnés en prévention (au début des examens) protègent de la diarrhée, mais si on donne ces gentilles bactéries alors que le trouble est déjà installé, on raccourcit sa durée et on soulage nettement les symptômes.

PROBIOTIQUES OU ANTIBIOTIQUES ? LES DEUX, MERCI !

La majorité des diarrhées sont d'origine virale (un traitement antibiotique serait donc totalement inefficace), voilà une raison de plus pour faire confiance aux probiotiques. Si l'on étudie le cas des antidiarrhéiques classiques, on s'aperçoit que, certes, ils peuvent stabiliser les symptômes, mais sans soigner l'infection
Résultat : on bloque le processus naturel d'élimination du corps, donc on ne va plus aux toilettes 20 fois par jour, mais on n'évacue pas les bactéries toxiques responsables de notre état. Ce n'est donc guère la solution. Si vous devez soigner votre diarrhée infectieuse aux antibiotiques, il est impératif de rétablir la flore pendant et après votre traitement.

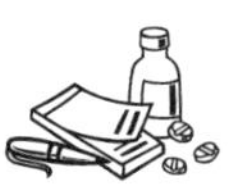

Quelles souches pour votre problème ?
Lactobacillus (acidophilus, rhamnosus, reuteri, delbrueckii).

(VOIR CONSEILS PRODUITS P. 185-187)

6 POINTS IMPORTANTS

1. Attention à la déshydratation, surtout chez les bébés et les personnes âgées. Il faut boire le plus possible, de préférence une eau minérale pour remplacer les minéraux perdus.

2. Le stress est un grand déclencheur de diarrhée. On se détend.
3. Ne stoppez pas trop brusquement une diarrhée aiguë : le corps évacue les germes en cause.
4. Lavez-vous les mains après chaque passage aux toilettes et avant chaque repas afin d'éviter la recontamination.
5. Reportez-vous p. 118 pour la *turista*, la diarrhée des voyageurs.
6. Préférez toujours un traitement aromathérapique au traitement antibiothérapique, surtout dans ce domaine de la diarrhée infectieuse ou virale. Les résultats sont excellents.

DIGESTION LENTE

Lorsque plusieurs heures après un repas vous avez l'impression de tout juste sortir de table, c'est que vous avez une « digestion lente ». Certains aliments sont plus lents à digérer que d'autres (parce que trop riches en protéines ou en graisses), ou peut-être mangez-vous trop, ou trop vite. En tout cas, vous avez tout intérêt à préférer des aliments rapides à digérer. Les fruits et légumes sont les champions !

Aliment	Durée de séjour dans l'estomac
Lait écrémé (75 ml)	1 h ½
Fruits (100 g)	2 h
Légumes (100 g)	2 h ½
Pain (100 g)	2 h ½
Viande de bœuf (100 g)	3 h
Noix (50 g)	4 h
Purée au beurre (100 g)	5 h
Friture (100 g)	8 h

Quoi qu'il en soit, si vous distinguez dans vos selles des morceaux entiers d'aliments ou du rouge après avoir mangé de la betterave, c'est que vos enzymes digestives sont débordées par la situation. Il faut dire que les pauvres ont la vie dure... Ces sortes de petits ciseaux, qui découpent nos aliments en particules pour que nous puissions les assimiler, sont fragiles et nous les malmenons souvent.

LES ENNEMIS DES ENZYMES

- Les régimes répétés.
- Les aliments traités (plats industriels, etc.).
- Les aliments cuits.
- Une mastication insuffisante.
- Un estomac pas assez acide (fréquent après 60 ans).
- Une inflammation du pancréas (pancréatite).
- Une intolérance alimentaire (surtout au lactose).

CE QUE LES PROBIOTIQUES PEUVENT FAIRE POUR VOUS...

En matière de digestion, les bactéries intestinales sont celles de la dernière chance. En effet, lors de ce processus complexe, la salive démarre le travail, puis les enzymes, les sucs de l'estomac, etc. ; et tout ce qui n'a pu être digéré lors de ces étapes parvient directement au cœur de la flore intestinale. Si cette dernière est en mauvais état, il va sans dire que cela pose problème. Car alors, que faire de ces petits morceaux d'aliments non digérés ? Eh bien, ils restent sur place, fermentent, ballonnent, rendent nauséeux, sont responsables de gaz... bref, rien de bien réjouissant.

Certaines souches de probiotiques sont très utiles dans votre cas, car en plus de favoriser la flore, elles libèrent des enzymes qui favorisent la digestion.

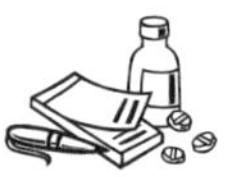

Quelles souches pour votre problème ?
Bifidobacterium (bifidum, longum, infantis, adolescentis), Lactobacillus (acidophilus, casei, plantarum) + enzymes (lactase, amylase, cellulase)

(VOIR CONSEILS PRODUITS P. 185-187)

4 POINTS IMPORTANTS

1. Mâchez. Vous croyez que votre estomac a des dents ?
2. Évitez les gros repas. Commencez toujours par une crudité (salade verte, carottes râpées, petit bouquet de chou-fleur... les moins gras possibles).
3. Mangez des aliments à température du corps (évitez le trop chaud et le trop froid).
4. Détendez-vous. Le stress et les émotions (surtout la colère) ralentissent la digestion.

DOULEURS (DOS, ARTICULATIONS, TENDONS...)

Arthrite, tendinites, dorsalgies (ou souffrances du dos)... les douleurs chroniques touchant les articulations ou le dos sont presque toujours associées à une inflammation de la barrière intestinale. Dans tous les cas, la composante « alimentation » joue un rôle.

CE QUE LES PROBIOTIQUES PEUVENT FAIRE POUR VOUS...

On obtient des résultats parfois spectaculaires avec les probiotiques mais, généralement, il est nécessaire de reconstituer dans le même temps la barrière intestinale. Des patients, gênés depuis des années par ces douleurs affectant l'appareil locomoteur, peuvent retrouver une belle mobilité.

Quelles souches pour votre problème ?
Bifidobacterium, Lactobacillus, Streptococcus thermophilus.

(VOIR CONSEILS PRODUITS P. 185-187)

6 POINTS IMPORTANTS

1. Méfiez-vous des anti-inflammatoires ou antidouleurs utilisés au long cours : ils ne soulagent que momentanément et finissent par causer de vraies maladies (ulcères, saignements gastro-intestinaux). Certains d'entre eux augmentent les risques cardio-vasculaires. De plus, ils contribuent à détruire le cartilage, aggravant les maladies de type arthrose.

2. En cas d'arthrose ou de rhumatismes, pensez plutôt à l'association glucosamine-chondroïtine + antioxydants + oméga 3, ce trio est remarquablement efficace.

3. Le froid calme presque tous les types de douleurs. Le chaud, lui, est requis en cas de contractures musculaires (mal au dos, crampes).

4. Évitez ou limitez les aliments acidifiants (graisses, sucreries, café...), ceux responsables d'intolérances alimentaires ou d'inflammations (graisses de viande et de produits laitiers, fromages, sucres raffinés, pain blanc, sel et aliments salés...).

5. Les cures thermales sont efficaces.

6. Surtout pas de tabac !

ECZÉMA – DERMATITE ATOPIQUE

La dermatite atopique (dont l'eczéma) touche 8 % d'entre nous et 20 % des enfants. Ce chiffre grimpe jusqu'à 80 % pour les enfants nés de parents eux-mêmes atopiques (aux prédispositions allergiques). Ce trouble cutané se manifeste par une peau très sèche, l'apparition de plaques rouges (surtout aux joues, aux plis des coudes et des genoux) ainsi que par des démangeaisons, caractéristiques de l'eczéma. Souvent, un enfant qui souffre d'eczéma est allergique d'une manière plus générale.

Hiérarchiser les priorités

Ceci mérite une explication un petit peu technique, mais facile à comprendre. C'est le principe des vases communicants. À savoir : les maladies infantiles préviennent les allergies. Autrement dit, si on laisse le temps à l'immunité de se développer, elle protégera l'enfant des maladies (c'est son travail, elle le fait très bien) et des allergies, donc de l'eczéma. L'explication est simple. On sait que le système immunitaire est chargé de défendre le corps contre à peu près tout : maladies et allergies – c'est-à-dire antigènes (microbes, virus) et allergènes (éléments allergisants). Dans les deux cas, les réactions du corps empruntent des « canaux » différents. Si des antigènes se présentent (maladie), le corps fabrique des lymphocytes Th1. Si des allergènes apparaissent (allergie), le corps fabrique des lymphocytes Th2. Et voici nos fameux vases communicants : plus le corps doit produire de Th1, moins il fabrique de Th2. Et qui dit moins de Th2, dit moins d'allergie. En résumé, si le corps est occupé à lutter contre les microbes, il n'a pas le temps de paniquer face aux pollens et autres poussières allergisantes. On pourrait dire qu'il hiérarchise mieux les priorités.
Si votre enfant est atopique (eczéma...), considérez la question des vaccins avec prudence. Prenez les précautions d'usage (voir « 9 points importants »), repoussez au maximum l'âge de la vaccination et évitez les injections non nécessaires.

Attention aux excès d'antibiotiques !

L'excès d'antibiotiques peut, lui aussi, encourager les allergies pour les raisons que nous venons d'évoquer. À force de bourrer les enfants d'antibiotiques pour un oui ou pour un non, non seulement on empêche le corps de se défendre seul (donc il n'apprend pas), mais de plus, on tue à la fois les « méchantes » bactéries et les « bonnes », celles qui patrouillent dans les intestins et constituent un genre de corps d'élite immunitaire. Avec les antibiotiques, ce champ fertile est dévasté et c'est la porte ouverte à des intolérances, voire à des allergies alimentaires. Après un tel traitement, la muqueuse intestinale, privée de ses « soldats » – les bactéries protectrices – ne bénéficie plus de leur filtre précieux. Résultat : des petits fragments de protéines pénètrent dans la circulation sanguine avant d'être totalement digérés. On appelle cela « l'hyper-perméabilité intestinale ». Un peu comme si, brusquement, il n'y avait plus ni gardien, ni digicode, ni clé, et que n'importe qui pouvait entrer chez vous. Lorsqu'on sait que certains enfants sont « mis sous antibiotiques » plusieurs fois dans l'année, pas toujours avec raison d'ailleurs, il y a de quoi s'inquiéter sérieusement et surtout repenser les choses. Mieux vaut renforcer le terrain de ces enfants afin de leur éviter les infections en général, et donc les antibiotiques ! Et si infection il y a, opter pour l'aromathérapie (huiles essentielles) de préférence, qui sera aussi efficace et non dévastatrice.

« LES ANTIBIOTIQUES, C'EST PAS AUTOMATIQUE ! »

Condamner les antibiotiques serait grotesque : ils sont évidemment nécessaires dans certains cas. Mais nous en consommons trop et à mauvais escient ! Une étude édifiante, réalisée en milieu hospitalier, montre que dans 80 % des cas les maladies respiratoires sont d'origine virale ; or, les antibiotiques sont totalement inefficaces contre les virus. Seuls 20 % des patients relèvent donc de l'antibiothérapie. Et pourtant, la plupart ressortent avec une prescription d'antibiotiques. Voilà comment nous arrivons à cette situation aberrante : en France, ces médicaments sont prescrits inutilement dans près d'un cas

sur deux ! Nous en avalons presque deux fois plus que les Allemands, il y a un problème.
Autre récente étude portant sur les bébés chroniquement atteints d'otite : les conclusions montrent que ces enfants ont plus tendance à devenir asthmatiques que les autres. Si on en ignore les causes exactes, les chercheurs pensent que les antibiotiques, systématiquement prescrits dans ce cas, pourraient être en partie responsables.

CE QUE LES PROBIOTIQUES PEUVENT FAIRE POUR VOUS...

L'atopie regroupe un ensemble de plusieurs maladies : eczéma, asthme atopique, rhume des foins, conjonctivite, dermatite atopique. Tous ces troubles sont susceptibles d'être atténués grâce aux probiotiques. « Pour les allergiques, les probiotiques, c'est automatique ! » : voici ce que devrait être le nouveau slogan de l'Assurance maladie ! Et de fait, la flore intestinale des enfants allergiques diffère de celle des enfants non allergiques : elle comporte moins de bifidobactéries et de lactobacilles. Concernant plus spécifiquement l'eczéma, jusqu'à présent on appliquait des crèmes sur les plaques, sans résultat extraordinaire puisque le problème d'origine n'était pas traité. Autrement dit, on apaisait les manifestations de l'eczéma sans en soigner la cause. Avec, forcément, un très fort risque de récidive. Maintenant, il n'est plus question d'ignorer les probiotiques dans le traitement de l'eczéma. D'autant qu'un enfant « eczéma » le « transforme » souvent en asthme lorsqu'il grandit. Il présente hélas 3 fois plus de risques de devenir asthmatique et même 5 fois plus s'il souffre aussi d'une rhinite allergique... Tous les symptômes de l'allergie sont liés, il est donc indispensable d'essayer d'enrayer le problème dès la toute petite enfance.

Prévention

Lorsqu'on donne des probiotiques à une maman enceinte et atopique (allergique) et si l'on continue après la naissance à en administrer au bébé, on diminue de moitié le risque que son enfant devienne à son tour allergique. C'est très important et même révolutionnaire ! Jusqu'à présent, il n'y avait aucun moyen de prévenir l'allergie chez l'enfant.

Soin

Les probiotiques réduisent les symptômes de l'eczéma, ainsi que leur étendue. Et si l'on administre des probiotiques à des nourrissons atopiques, on divise par 15 le Scorad ! (Il s'agit d'un score clinique utilisé par les médecins pour évaluer la gravité des symptômes, leur intensité, leur étendue, l'insomnie qu'ils génèrent, etc. Il permet d'apprécier de manière objective l'état du patient.)

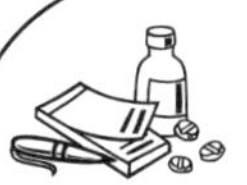

Quelles souches pour votre problème ?

Lactobacillus (rhamnosus, reuteri).

Précisions : il faut compter 12 milliards CFU (Unités formant colonies) par jour pendant 1 mois. À renouveler 3 fois par an. Les sachets de poudre ne présentent aucun goût et sont très bien acceptés. Ils sont à diluer dans un liquide froid (eau si possible) et à avaler ½ heure avant le repas. Si le biberon doit être chauffé, il est indispensable de le faire avant, et d'introduire les probiotiques après, une fois le liquide un peu refroidi, sinon les lactobacilles seront détruits.

(VOIR CONSEILS PRODUITS P. 185-187)

9 POINTS IMPORTANTS

1. L'allaitement maternel est fortement recommandé. En quelques jours, le bébé allaité a déjà 80 % de sa flore en bifidobactéries, contre seulement 10 % pour le bébé « au lait de vache ».

2. Attention aux produits laitiers, qui peuvent aggraver les symptômes.

3. En cas de traitement antibiotique, donner systématiquement et conjointement des probiotiques. Ne pas administrer plusieurs fois par an des antibiotiques à un enfant sans se poser de questions. Il y a un problème de fond qu'il faut traiter.

4. Ne jamais vacciner un enfant en pleine poussée d'eczéma ou d'asthme.

5. Éviter de donner certains médicaments plus susceptibles que d'autres de provoquer des réactions chez les enfants, surtout allergiques. C'est notamment le cas de tous les produits à base d'ibuprofène (Advil, Rhinadvil, Upfen, Gelufen...).

6. Ne pas fumer près de l'enfant (ni dans sa chambre, même en son absence).

7. Éviter les chiens et les chats dans le foyer familial, souvent à l'origine d'allergies.

8. Ne pas aseptiser la maison. Il ne s'agit pas de vivre dans la crasse mais de trouver un juste équilibre entre « pas assez propre » et « désinfecté en permanence ».

9. Il semble que si l'on donne conjointement des probiotiques et des FOS (prébiotiques) avec un vaccin (dans l'étude concernée, il s'agit du vaccin contre la rougeole), la « réponse immunitaire » de l'enfant est plus forte, autrement dit le vaccin « marche mieux ». Il est donc conseillé de supplémenter l'enfant à l'aide de probiotiques conjointement à une vaccination.

ENFANTS

Les troubles liés à la flore intestinale ne concernent pas seulement les adultes, loin s'en faut. Les enfants sujets aux allergies et/ou aux infections récidivantes (ORL ou digestives notamment), ou encore aux diarrhées, ont également besoin de probiotiques. En revanche, donner des suppléments probiotiques à des enfants qui « vont bien » ne permet en aucun cas de dire qu'ils iront encore mieux ! Pour tous ceux-là, une consommation alimentaire « normale » de probiotiques associée à une alimentation riche équilibrée suffit.

Les enfants ont besoin d'une flore intestinale « puissante » et en bonne santé, car l'immunité tout entière, et tout au long de leur vie, repose dessus. Et cela commence tout bébé, voire... avant ! Car pour stimuler le système immunitaire, Mme Moreau (chercheuse à l'Institut national de recherche agronomique, INRA), ainsi que de nombreux spécialistes nutrithérapeutes, estiment qu'il faut la préserver et même l'enrichir pendant la grossesse et lors de l'accouchement de la maman. Elle rappelle par ailleurs qu'il suffit d'injecter une seule dose d'antibiotiques à une femme enceinte pour déstabiliser la future flore intestinale de l'enfant. Or, un enfant qui naît avec une flore intestinale moins développée risque d'être plus vulnérable aux allergies et à de nombreux virus et bactéries.

Moins d'infections, plus d'allergies

Puis, durant la petite enfance, la diminution de contacts infectieux par excès d'hygiène durant cette période prédispose elle aussi à l'allergie (eczéma, asthme...). En fait, « avant », le système immunitaire était constamment occupé à lutter contre les germes et les bactéries dangereuses. Maintenant que nous sommes obsédés par le souci d'antisepsie extrême (éradiquer la moindre bactérie à l'hôpital comme à la maison ou dans les aliments), que nous vaccinons et prenons des hordes de médi-

caments dès le moindre soupçon de début d'infection mineure, le système immunitaire, quelque peu désœuvré, projette toute sa puissance contre des substances banales et non dangereuses, comme le pollen ou les poils de chat. Voilà l'une des raisons majeures de la multiplication des allergies. C'est le prix à payer pour la diminution des infections ! Et cette théorie se vérifie sur le terrain : on sait bien que les enfants élevés à la campagne, entre poulailler et lait cru, ceux qui vivent en famille nombreuse, qui ont eu des infections ou encore qui sont mis à la crèche avant 1 an sont nettement moins allergiques que leurs petits camarades baignant dans un univers à l'hygiène trop rigoureuse. Le système immunitaire de l'enfant doit se « frotter » aux microbes afin de développer des mécanismes de défense. Sinon, il ne supportera rien et tout lui paraîtra potentiellement dangereux : c'est le principe même de l'allergie.
On a longtemps cru qu'on ne pouvait rien faire et qu'à tout prendre, mieux valait les allergies que les infections. De fait il n'est pas question de soumettre les enfants sciemment à des infections sous prétexte de leur épargner l'allergie ! Aujourd'hui, on sait qu'au contraire on peut changer le cours des choses et ne pas subir son destin d'allergique. Les probiotiques peuvent remplacer les bactéries originelles qui manquent pour cause de flore digestive perturbée.

MON AVIS

En cas de déséquilibre de la flore, quelle qu'en soit la raison, les probiotiques en compléments sont nécessaires. On peut proposer les mêmes produits que pour les adultes, et aux mêmes doses. Pour les petits de 2 à 8 ans, la formule poudre est préférable. Pour les tout jeunes enfants de moins de 2 ans, préférez les produits 3 ou 11 à des doses spécifiques (voir conseils produits, p. 185-187).

ESTOMAC (GASTRITE, ULCÈRE)

C'est une bactérie, nommée *Helicobacter pylori*, qui est coupable des douleurs difficilement supportables de l'ulcère. Cette vieille connaissance empoisonne l'existence de l'Homme depuis 11 000 ans, autant dire la préhistoire, et colonise aujourd'hui l'estomac de 50 % des habitants de la planète ! Mais certains porteurs déclencheront un ulcère, d'autres non. Il semble en tout cas que l'infection débute dans l'enfance (avant l'âge de 10 ans) et qu'elle reste silencieuse pendant de longues, très longues années. On ignore comment elle « s'attrape », donc aussi comment s'en protéger. Sur le long terme, *Helicobacter* est responsable (par ordre croissant de gravité) de douleurs à l'estomac, gastrite chronique, ulcère et est même considérée comme un facteur de risque de cancer de l'estomac.

CE QUE LES PROBIOTIQUES PEUVENT FAIRE POUR VOUS...

À condition de les consommer régulièrement, ils font régresser l'infection et abaisser l'inflammation dans les cas de gastrite. Les probiotiques n'éradiquent pas totalement la bactérie *Helicobacter*, ils ne soignent donc pas à proprement parler. Mais ils aident le corps à contrôler naturellement l'infection et donc à diminuer les risques qui lui sont associés. En outre, comme on donne habituellement aux patients des antibiotiques très puissants pour soigner cette maladie, il est crucial de soutenir la flore intestinale en même temps. Les études montrent en effet que les probiotiques renforcent l'efficacité des antibiotiques ou diminuent leurs effets indésirables, selon les cas.

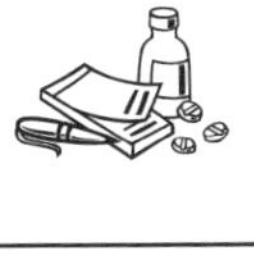

Quelles souches pour votre problème ?
Bifidobacterium (adolescentis),
Lactobacillus (acidophilus).

(VOIR CONSEILS PRODUITS P. 185-187)

5 POINTS IMPORTANTS

1. Mâchez. Plus vous mastiquez, moins votre estomac aura besoin de travailler, c'est-à-dire de fabriquer de sécrétions acides.

2. Tous les excitants augmentent l'acidité gastrique : café, tabac, alcool... mais aussi les aliments gras. En effet, pour digérer des repas trop copieux ou trop gras, il faut plus d'acide. Revoyez votre copie alimentaire, si besoin.

3. Le stress et la précipitation augmentent la production d'acide. On se détend.

4. Certains médicaments agressifs sont aussi responsables de douleurs. Les anti-inflammatoires par exemple. Si vous devez impérativement en prendre, ne les avalez pas en dehors des repas.

5. Sachez qu'il existe une alternative efficace en aromathérapie (huiles essentielles) au traitement antibiotique de l'*Helicobacter*.

FATIGUE

Une flore intestinale perturbée et une barrière intestinale « perméable » (deux problèmes qui vont souvent de pair) induisent une déficience quasi automatique en certaines vitamines et quelques minéraux. Ce qui ne laisse pas présager une énergie débordante, comme on l'imagine facilement. Si en plus vient s'ajouter une alimentation mal équilibrée et plutôt pauvre en fruits et légumes frais, cela n'arrange rien.

CE QUE LES PROBIOTIQUES PEUVENT FAIRE POUR VOUS...

En rétablissant l'équilibre de la flore et en « bouchant les trous » de la muqueuse intestinale, les probiotiques peuvent venir à bout de fatigues qui traînent. En effet, ils permettent ainsi à nouveau la production de vitamines par la flore (rappelez-vous que cette dernière produit notamment des vitamines B, essentielles pour notre énergie et notre bien-être) et l'assimilation

des vitamines et minéraux par l'organisme (assimilation toujours entravée lorsque la flore intestinale est déséquilibrée et la muqueuse intestinale perméable).
Certains médecins pensent même que les probiotiques pourraient jouer un rôle (au moins complémentaire) dans le cadre de la fatigue chronique. À suivre.

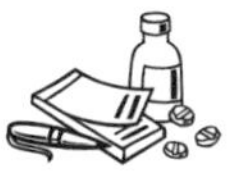

Quelles souches pour votre problème ?
Lactobacillus (bulgaricus, lactis, casei), Streptococcus thermophilus

(VOIR CONSEILS PRODUITS P. 185-187)

7 POINTS IMPORTANTS

1. Une alimentation déséquilibrée, notamment pauvre en protéines (poissons, volailles, œufs) et en vitamines et minéraux, mais riche en sucres rapides (plats cuisinés industriels, céréales du petit déjeuner, sucreries, biscuits, barres chocolatées…) est le facteur n° 1 de la fatigue.
2. La sédentarité est le deuxième.
3. Le sport empêche la fonte musculaire liée à l'âge, responsable majeur de la fatigue chez les seniors. Le sport préserve aussi l'ensemble des organes du corps, ce qui garantit forme et tonus.
4. Dormez-vous suffisamment ? Et surtout votre sommeil est-il de bonne qualité ?
5. Le tabac fatigue. On le sait déjà, mais rien n'empêche de le répéter.
6. Pensez à une recharge en fer en cas de carence. Mais ne vous supplémentez pas avant un bilan biologique !
7. Un rééquilibrage hormonal peut être aussi très utile si un bilan biologique souligne des déficiences.

FERTILITÉ (TROUBLES DE LA)

Pourquoi bébé ne vient-il pas ? Les causes sont multiples. L'une d'entre elles peut être un déséquilibre de la flore. Une publication met en garde contre un champignon (nommé *Candida guilliermondii*) qui entraverait notablement la fertilité masculine… et serait transmissible sexuellement.

CE QUE LES PROBIOTIQUES PEUVENT FAIRE POUR VOUS…

Il ne s'agit pas de fonder des espoirs insensés sur les probiotiques, mais de mettre toutes les chances de votre côté pour augmenter votre fertilité. Dans de très nombreux cas, les couples qui ne parviennent pas à avoir d'enfant n'ont pourtant rien « qui cloche », selon les examens. Le problème est donc ailleurs : des blocages psychologiques peuvent intervenir, mais aussi parfois des déficiences en micronutriments (vitamines, minéraux…) directement liées à la fertilité (comme le zinc par exemple). Et on le sait, lorsqu'on est sujet à une candidose (prolifération d'un champignon, comme nous en parlons régulièrement dans ce livre), le corps en général fonctionne moins bien et le système reproducteur n'échappe pas à la règle.
Les probiotiques empêchent la colonisation par ces champignons et, en rétablissant l'équilibre de la flore, améliorent aussi l'assimilation des micronutriments.

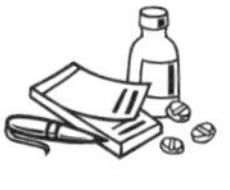

Quelles souches pour votre problème ?
Lactobacillus, bifidobacilles.

(VOIR CONSEILS PRODUITS P. 185-187)

5 POINTS IMPORTANTS

1. Les conseils de cette page concernent tout autant les hommes que les femmes.

2. L'ennemi n° 1 de la fertilité, c'est le tabac, surtout chez l'homme. Il affaiblit les spermatozoïdes.

3. Une hygiène de vie équilibrée est tout simplement indispensable. Alimentation basée sur des produits frais et sains, exercice physique et sommeil suffisants, conditions de travail « saines » (les métiers où l'on manipule ou respire des produits chimiques ne sont pas propices), etc.

4. Prendre du poids en cas de maigreur et en perdre si l'un ou l'autre des partenaires est obèse, est un pas essentiel vers la fertilité.

5. Une supplémentation adéquate des deux partenaires durant un trimestre peut s'avérer libératrice : des complexes spécifiques ont été mis au point pour cela. Vous les trouverez dans les pharmacies bien approvisionnées en compléments alimentaires.

FOIE

Nausées, bouche pâteuse au réveil, teint jaunâtre, foie douloureux, maux de tête, problèmes de peau, constipation, fatigue, nervosité, infections à répétition, langue blanche… le foie ne manque pas de vocabulaire pour exprimer son mécontentement, voire son désarroi. Or, il est classique qu'un déséquilibre de la flore intestinale conduise à un surcroît de travail hépatique. En effet, lorsque les champignons microscopiques (type *Candida*) prolifèrent, ils créent de minuscules petits « trous » dans la barrière intestinale, par lesquels pénètrent les toxines de l'organisme. Et le foie, organe « nettoyeur » du corps, doit se charger de les orienter à nouveau vers le chemin de la « sortie ». Mais pendant qu'il s'en occupe, il ne parvient pas à faire face à d'autres « pollutions », comme par exemple un repas trop gras ou trop alcoolisé.

CE QUE LES PROBIOTIQUES PEUVENT FAIRE POUR VOUS...

Convoquez les probiotiques pour rétablir l'ordre « interne », surtout si vous prenez des médicaments antifongiques (tueurs de champignons). Ce traitement agresse le foie et laisse présager la réapparition rapide des champignons, puisque le terrain n'aura pas changé. Pris conjointement, les probiotiques peuvent aider à modifier le terrain.

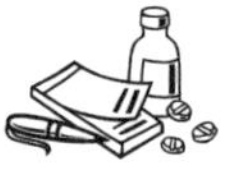

Quelles souches pour votre problème ?
Lactobacillus, bifidobacilles.

(VOIR CONSEILS PRODUITS P. 185-187)

6 POINTS IMPORTANTS

1. Abstenez-vous totalement d'alcool. C'est un ennemi juré du foie ET des bonnes bactéries de la flore intestinale. Tout faux !

2. Excluez toute graisse pendant quelques jours et mangez hyper léger.

3. Eau + jus de citron = paradis pour le foie.

4. L'exercice physique élimine les déchets, donc épargne le foie.

5. La colère... lui fait faire de la bile. Calmez-vous : est-ce VRAIMENT si grave ?

6. Radis noir, artichaut, une cure de desmodium, chrysanthellum sont le meilleur moyen pour remettre tout ça en ordre.

GROSSESSE

Lors de l'accouchement, au moment de son passage par les voies naturelles, le bébé (qui était stérile dans le placenta) ensemence son intestin grâce aux bactéries de sa maman. Celle-ci doit donc avoir une flore équilibrée, afin de transmettre les bonnes bactéries à son enfant. Si la mère se nourrit correctement, notamment si elle mange beaucoup de fruits et légumes (donc de prébiotiques FOS), normalement, pas de problème. Sinon, le bébé démarre dans la vie avec une flore déjà déséquilibrée, ce qui le prédispose d'une part aux troubles digestifs, d'autre part aux allergies, et enfin à une immunité moins performante (voir « Bébé », p. 96).

CE QUE LES PROBIOTIQUES PEUVENT FAIRE POUR VOUS...

Les probiotiques donnés en supplémentation tout au long de la grossesse assurent un « bon ensemencement ». À condition que la naissance se déroule par les voies naturelles et non par césarienne...

Quelles souches pour votre problème ?
Lactobacillus, bifidobacilles.

(VOIR CONSEILS PRODUITS P. 185-187)

3 POINTS IMPORTANTS

1. 2 yaourts par jour ne suffisent pas à assurer une flore équilibrée à la femme enceinte.
2. Les femmes enceintes peuvent prendre des probiotiques sans aucun risque.
3. Si le bébé naît par césarienne, reportez-vous à « Bébé », p. 96.

IMMUNITÉ (RENFORCER)

Une bonne immunité n'est possible que si l'écosystème intestinal fonctionne correctement. Ce dernier comprend le système immunitaire intestinal (installé dans l'épaisseur du tube digestif), les muqueuses qui tapissent l'intérieur du tube et la flore intestinale elle-même. L'équilibre de ces trois éléments est essentiel. Or, on l'a vu, un stress mal géré, une alimentation déséquilibrée ou mal tolérée, une infection digestive, un transit ralenti ou encore certains médicaments, peuvent gravement perturber ce courageux mais fragile écosystème.

Par ailleurs, rappelons que le système immunitaire peut être soit endormi, soit trop zélé, ce qui pose aussi des problèmes. Méfiant par nature, il est toujours prêt à détecter les changements de notre environnement (alimentation, stress...) afin d'adapter ses réactions.

Trois cas de figure se présentent.

- Il a raison d'être méfiant, le risque détecté présentait une réelle menace, il met l'agresseur hors d'état de nuire, tout va bien.
- La réponse immunitaire est disproportionnée par rapport à la gravité de l'agression. La réaction excessive, que ce soit contre une bactérie ou même un simple morceau d'aliment, peut provoquer une allergie.
- Il ne réagit pas suffisamment vite ou fort à une véritable agression. Le risque d'infection est donc élevé.

CE QUE LES PROBIOTIQUES PEUVENT FAIRE POUR VOUS...

Tout l'art de la flore intestinale est d'équilibrer le système immunitaire afin que ses réactions soient ni insuffisantes, ni excessives. Ni trop, ni trop peu, de la mesure en toute chose : c'est le seul moyen de rester en bonne santé.

Parmi les centaines de souches bactériennes squattant notre intestin, certaines, comme les lactobacilles, les streptocoques et les bifidobactéries, participent de façon importante à notre système de défense. En luttant contre l'implantation de bactéries mauvaises pour la santé, elles œuvrent au « front ». Elles défendent leur territoire, en somme ! Comment ?

- En occupant la place afin de ne laisser aucune « chaise libre ».
- En déployant une activité métabolique telle que les autres bactéries ne peuvent se développer.
- En sécrétant des substances antibactériennes qui empêchent l'implantation d'autres bactéries.

Par ailleurs, une étude très intéressante montre qu'en ajoutant des prébiotiques (FOS) à l'alimentation des personnes âgées de 75 ans (de santé précaire et vivant en maison de retraite), on augmente considérablement le nombre de bifidobactéries dans leur intestin. C'est important car on sait que ces bactéries sont moins nombreuses chez les seniors, alors qu'elles sont très utiles pour leur immunité. Par ailleurs, lorsqu'ils prennent régulièrement des FOS, ces mêmes seniors souffrent moins d'inflammations. On peut en déduire logiquement que les prébiotiques améliorent eux aussi l'immunité, quels que soient l'âge et l'état de santé de départ.

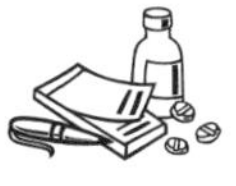

Quelles souches pour votre problème ?

- *Lactobacillus (acidophilus, casei, rhamnosus, delbrueckii), bifidus* + prébiotiques.
- *Bifidobacterium (infantis)* chez l'enfant.

(VOIR CONSEILS PRODUITS P. 185-187)

3 POINTS IMPORTANTS

1. Alimentation équilibrée, riche en vitamine C (fruits et légumes frais) o-bli-ga-toi-re.
2. Lorsqu'on ajoute des prébiotiques à l'alimentation des personnes âgées, on augmente leurs défenses immunitaires et de plus elles souffrent moins d'inflammations.
3. Pour en savoir plus sur l'immunité des enfants, reportez-vous à « eczéma ». Mais sachez que ponctuellement, une cure de probiotiques peut leur être fort utile. Ainsi, les enfants qui prennent des probiotiques passent un meilleur hiver que les autres : les rhumes et autres troubles ORL les assaillent moins fréquemment et moins violemment.

INCONFORT INTESTINAL

Lorsqu'on souffre de spasmes du côlon, on est victime de « colopathie fonctionnelle » ou de « syndrome de l'intestin irritable ». Ces spasmes intestinaux, dont on ignore généralement la cause, sont souvent associés à des troubles du transit et à des ballonnements, ainsi qu'à de nombreux autres signes. S'il existe une inflammation de l'intestin, c'est alors une colite. Reportez-vous p. 99.
L'inconfort intestinal est un trouble compliqué à définir pour les médecins qui ne « trouvent » rien malgré les divers examens : ni cause organique, ni altération de l'état général, ni lésion observable. Alors que pour les patients, décrire les symptômes est tout simple. Ils déclarent avoir « mal au ventre » (n'importe où : à gauche, à droite, partout), se plaignent de ballonnements (lorsque le médecin recherche la présence de gaz dans l'abdomen, il n'en trouve pas spécialement, mais le malade, lui, se « sent » ballonné), de dyspepsie (impression d'être « plein », que l'estomac ne se vide pas), subissent une « météo » interne fantasque (alternance de diarrhées et de constipation, ça va ça

vient...). Les femmes, qui sont les premières à souffrir d'intestin irritable (elles représentent 9 malades sur 10 ; 15 à 20 % de la population féminine sont concernés !) rapportent également des soucis gynécologiques et peuvent parfois se plaindre de symptômes évoquant la fibromyalgie. Et tous ces signes ne sont pas constants dans l'année : ils évoluent plutôt par poussées et peuvent gêner pendant plusieurs mois. L'impact sur la qualité de vie professionnelle comme privée peut être considérable.

CE QUE LES PROBIOTIQUES PEUVENT FAIRE POUR VOUS...

Curieusement, le syndrome de l'intestin irritable est pris en charge médicalement très différemment selon les pays. En France, on prescrit des anti-diarrhéiques et des laxatifs. Aux USA, on donne surtout des antistress, notamment des antidépresseurs à très petites doses. Partout, on conseille aussi des antigaz. Tout cela marche « un peu », mais c'est insuffisant, ce qui prouve que le problème n'est pas simple. Ce qui est sûr, c'est que les patients présentent une véritable sensibilité des viscères (lors d'expériences, par exemple si on gonfle un petit ballon dans l'estomac, ils ont mal plus tôt et plus que les autres). Par ailleurs, les premiers symptômes se déclarent souvent après une infection digestive et, si l'on observe le tube digestif, on distingue des micro-inflammations. Tout cela est bel et bien concret et pas du tout « dans la tête ». En outre, la flore de ces malades présente des anomalies. Elle est généralement déséquilibrée (notamment appauvrie en lactobacilles et en bifides). Encore un rôle sur mesure pour les probiotiques qui agissent sur la flore mais aussi sur les micro-inflammations, rétablissant un vrai confort.

En résumé : les innombrables manifestations digestives liées à l'inconfort intestinal sont soulagées en un mois grâce aux probiotiques dans près de 80 % des cas. Pour certains suppléments alimentaires, les études montrent même que 95 % des patients éprouvaient un apaisement (contre 15 % pour le groupe placebo). Il serait vraiment dommage de ne pas essayer cette piste prometteuse ! D'autant que ces mêmes études montrent un soulagement rapide (15 jours environ) et surtout durable puisque perdurant jusqu'à 12 mois après la fin du traitement ! Voilà des résultats qui laissent loin derrière les traitements symptomatiques, jusque-là proposés, que nous avons évoqués plus haut. C'est normal ! Les médicaments « classiques » ne traitent que les symptômes isolément, mais ne soignent pas la cause. Les probiotiques, si !

Quelles souches pour votre problème ?

Lactobacillus casei, acidophilus, rhamnosus, delbruecki, Bifidobacterium longum, bifidum, infantis, adolescentis, plantarum, enterococcus, faecium.

(VOIR CONSEILS PRODUITS P. 185-187)

3 POINTS IMPORTANTS

1. Reportez-vous aux conseils « colite », p. 99.

2. L'inconfort intestinal concerne en grande majorité des personnes anxieuses et particulièrement préoccupées par leur santé. Il est important de tout mettre en œuvre pour se détendre.

3. Côté transit, la constipation domine largement. Vous devez consommer suffisamment de végétaux (fruits, légumes, céréales complètes), boire 1 bon litre d'eau par jour et surtout vous astreindre à 1 heure d'activité physique quotidienne minimum (marcher, monter les escaliers, etc.). Des séances hebdomadaires de sport sont vivement recommandées. La natation, le tennis, le vélo, choisissez ce que vous voulez, mais c'est obligatoire pour tout le monde, surtout dans votre cas !

INFECTIONS INTESTINALES RÉPÉTÉES (À CLOSTRIDIUM)

Clostridium difficile porte bien son nom : les personnes hébergeant cette bactérie souffrent d'infections gastro-intestinales très fortement récurrentes. C'est un vrai fléau, car il s'agit d'une bactérie qui résiste aux médicaments et c'est d'ailleurs une des complications courantes liées aux antibiotiques. Elle apparaît après un traitement antibiotique, qu'il soit prescrit pour une infection intestinale, respiratoire ou autre.

CE QUE LES PROBIOTIQUES PEUVENT FAIRE POUR VOUS...

Comme de nombreuses bactéries, *Clostridium* habite notre flore intestinale « habituelle » sans causer aucun dommage. C'est lorsque l'équilibre est rompu par un traitement antibiotique qu'elle prolifère et forme malheureusement des spores toxiques très résistantes à tout (chaleur, médicaments...). Il est donc conseillé, encore une fois, d'adjoindre des probiotiques à n'importe quel traitement antibiotique. On diminue ainsi de beaucoup le risque de récidive. Ces recommandations sont le fruit d'études réalisées en hôpital et représentent un espoir important pour les médecins qui, parfois, ne savent plus comment traiter ces infections.

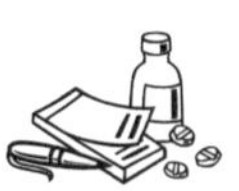

Quelles souches pour votre problème ?
Lactobacillus acidophilus.

(VOIR CONSEILS PRODUITS P. 185-187)

POINT IMPORTANT

Un traitement antibiotique provoque une diarrhée chez « seulement » 20 % des patients qui le prennent. Mais cela n'empêche pas les 80 % restants d'avoir une flore perturbée par ce médicament ! On ne le répétera jamais assez : tout traitement antibiotique doit être accompagné d'une supplémentation en probiotiques.

INFECTIONS ORL RÉCIDIVANTES (OTITES, SINUSITES, RHINITES, BRONCHITES...)

Une immunité faible est toujours couplée à un déséquilibre intestinal. Ce lien est particulièrement évident en cas d'infections ORL à répétitions, elles-mêmes fréquemment induites par la prise systématique d'antibiotiques. Ceci concerne autant les enfants que les adultes. Pour résumer, le schéma est le suivant : j'attrape un rhume que je ne jugule pas assez rapidement et qui descend donc sur les bronches. Plutôt que de soigner ma bronchite avec des huiles essentielles (extrêmement efficaces), je prends des antibiotiques. Qui vont traiter ma bronchite, mais aussi détruire ma flore intestinale. Cette dernière ne va plus me protéger correctement contre les innombrables virus qui prolifèrent (surtout en hiver, mais pas seulement !) et je vais « attraper » le prochain qui passe. Qui, en raison de ma vulnérabilité, va faire le lit d'une nouvelle affection bactérienne, contre laquelle je vais prendre un nouvel antibiotique, etc.

CE QUE LES PROBIOTIQUES PEUVENT FAIRE POUR VOUS...

Nous disposons d'un système immunitaire extrêmement sophistiqué et performant. S'il ne « fonctionne » pas correctement, on a tendance à « attraper » tout ce qui passe. Plutôt que de soigner à chaque fois la nouvelle infection qui se présente, mieux vaut prévenir en renforçant l'immunité. Ici, les probiotiques jouent leur meilleur rôle, c'est-à-dire soutenir la flore protectrice, donc l'immunité, afin de ne pas tomber dans ce cercle infernal... ou d'en sortir enfin. Résultats garantis !

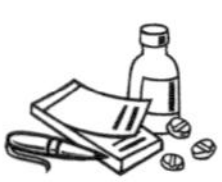

Quelles souches pour votre problème ?
Lactobacillus (rhamnosus LGG, casei), bifidus.

(VOIR CONSEILS PRODUITS P. 185-187)

4 POINTS IMPORTANTS

1. Ne fumez pas.
2. Les antibiotiques sont trop couramment prescrits contre ces maladies généralement bénignes et virales.
3. Évitez temporairement les produits laitiers qui peuvent accroître les sécrétions, surtout chez les enfants (nez qui coule, mucus bronchique, etc.).
4. Consultez systématiquement s'il s'agit d'un bébé, d'une personne âgée ou fragile.

INFLAMMATIONS, MALADIES AUTO-IMMUNES

Lorsqu'on souffre d'inflammations chroniques, en général, le déséquilibre de la flore intestinale n'est pas loin. Il peut s'agir d'inflammations « banales » (comme des tendinites à répétition) mais les chercheurs font aussi le rapprochement entre présence excessive de levures (notamment *Candida* ou d'autres types de champignons) et maladies inflammatoires auto-immunes : polyarthrite rhumatoïde, thyroïdite auto-immune et lupus par exemple. Bien entendu, les maladies inflammatoires de l'intestin n'échappent pas à la règle.

CE QUE LES PROBIOTIQUES PEUVENT FAIRE POUR VOUS...

En rétablissant la hiérarchie « normale » parmi les groupes de bactéries constituant la flore, les probiotiques aident cette dernière à reprendre le dessus. Redevenue « chef », elle fait à nouveau régner la loi et les champignons n'osent plus étendre leur territoire. Or, ils sont souvent à l'origine d'inflammations, donc de douleurs.
En outre, les médicaments anti-inflammatoires sont très fréquemment responsables de troubles digestifs (douleurs à l'estomac, problèmes gastro-intestinaux). Il est donc très utile

de prendre des probiotiques conjointement à un éventuel traitement anti-inflammatoire afin de protéger sa flore.

Quelles souches pour votre problème ?
Bifidobacterium bifidum,
Lactobacillus acidophilus.

(VOIR CONSEILS PRODUITS P. 185-187)

2 POINTS IMPORTANTS

1. Supplémentez-vous en oméga 3, des acides gras extrêmement anti-inflammatoires, très antidouleurs.
2. L'intolérance alimentaire, parfois à l'origine du problème, date souvent de très longtemps, parfois des dizaines d'années. Le lait et le blé (gluten) sont couramment en cause, mais bien d'autres aliments peuvent être suspects (nombreuses céréales, aliments frits, alcool....). Reportez-vous à « intolérance alimentaire » ci-dessous pour plus de précisions.

INTOLÉRANCE ALIMENTAIRE (LAIT, BLÉ)

L'intolérance au lactose et au gluten concernerait jusqu'à 45 % des Français, selon certains chiffres assez pessimistes il est vrai. Peut-être près d'une personne sur deux ! Les niveaux de « gravité » sont très divers. On peut très bien supporter une certaine quantité de l'aliment concerné pour ne développer des troubles qu'en cas d'abus. C'est pourquoi de nombreuses intolérances passent presque inaperçues.

L'exemple du lait

Pour digérer le lactose (sucre naturel) du lait, nous avons besoin d'une enzyme : la lactase. Certaines personnes en fabriquent, d'autres non : ces dernières sont intolérantes au lactose, donc au lait. Chez elles, le lactose ingéré n'est pas digéré, donc pas absorbé. Il parvient tel quel jusqu'au côlon où il fermente et génère la production de gaz (gaz carbonique, méthane, hydrogène) et d'acides organiques. Tous les produits laitiers provoquent donc des douleurs abdominales, des crampes, des « gargouillements », une alternance de diarrhée et de constipation (ou soit l'un, soit l'autre), parfois une fatigue inexpliquée, une peau « à problème » ou encore certains troubles de l'humeur. Voilà pour les adultes qui, en majorité, ne font pas le rapprochement entre tous ces désagréments et leur consommation de lait ! Chez les enfants, surtout très jeunes, le « tableau » est encore plus spectaculaire, avec, en plus, des selles très liquides.

PRINCIPAUX ALIMENTS RESPONSABLES D'INTOLÉRANCES ALIMENTAIRES

(entre parenthèses, la substance responsable de l'intolérance)

- Lait de vache (lactose)
- Fromage (tyramine)
- Blé (gluten)
- Alcool (histamine)
- Vins blancs et rosés (sulfites)
- « Repas chinois » (glutamate)
- Aliments traités (colorants, pesticides, additifs...).

L'exemple du gluten

Les intolérants au gluten (maladie cœliaque) digèrent mal une protéine (le gluten) présente dans certaines céréales : le blé, l'orge et le seigle*. C'est le blé qui pose le plus de problèmes, car nous le « croisons » dans nos assiettes du matin au soir sous forme de pain, pâtes, pizza et autres biscuits. À chaque

* Après avoir été longtemps « accusée », l'avoine a finalement été disculpée : ses protéines ne provoquent pas de troubles chez les intolérants au gluten.

bouchée, c'est la guerre des tranchées dans le tube digestif des intolérants. Douleurs abdominales, constipation, troubles du comportement et lésions de la peau sont autant de problèmes généralement imputés au stress, ou le plus souvent à la fatalité : « J'ai toujours été comme ça, c'est normal ».

CE QUE LES PROBIOTIQUES PEUVENT FAIRE POUR VOUS...

Les probiotiques « prédigèrent » le fameux lactose qui devient alors « inoffensif » : les personnes qui manquent de lactase parviennent ainsi à digérer 90 % du lactose des yaourts. Cette propriété des probiotiques est totalement consensuelle, tous les médecins s'accordent à le reconnaître. En plus, cela « marche » aussi dans le cas d'intolérances dites « secondaires » (diarrhées persistantes) ou liées à une opération chirurgicale (résection intestinale).

Ils atténuent également les autres intolérances alimentaires. Par exemple, certains rares enfants ne fabriquent pas de saccharase (l'enzyme pour digérer le saccharose, c'est-à-dire le sucre blanc). Lorsque ces jeunes patients prennent un probiotique approprié, en l'occurrence *Saccharomyces cerevisiae*, leur digestion en est grandement facilitée.

En ce qui concerne la texture des « yaourts », préférez les pots de lait fermenté plutôt que les petites bouteilles à boire car, contrairement au liquide qui parvient brusquement jusqu'à l'intestin, une texture plus « ferme » progressera plus lentement dans le système digestif. Grâce à leur consistance un peu visqueuse, les yaourts (ou les pots de lait fermenté) étalent leur arrivée dans le temps. Cela facilite encore la digestion du lactose car son contact avec la lactase est prolongé.

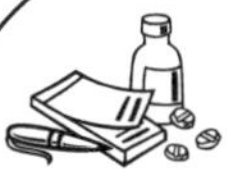

Quelles souches pour votre problème ?
Lactobacillus (acidophilus, plantarum, salivarius), Bifidobacterium lactis, longum, lactococcus lactis.

En plus de soutenir votre flore, si vous êtes très intolérant (voire allergique à certains aliments), il faut aussi sans doute rétablir l'intégrité de votre barrière intestinale. Certains éléments sont remarquablement efficaces.

- La glutamine – la nourriture des cellules intestinales. Elle optimise la fabrication de la muqueuse intestinale et stimule le système immunitaire de l'intestin. **Une supplémentation peut être conseillée.**
- L'arginine – stimule la fabrication d'hormones propices à une bonne digestion (insuline, glucagon), le problème n° 1 des intolérants. L'arginine améliore aussi l'immunité intestinale et la souplesse de la muqueuse. **Une supplémentation peut être conseillée.**
- Le zinc – indispensable à la bonne performance de l'immunité, ainsi qu'à la réparation et à la cicatrisation des tissus. Il joue lui aussi un rôle essentiel contre les allergies et pour conserver une muqueuse intestinale intègre. Si vous consommez très régulièrement des fruits de mer, vous n'avez peut-être pas besoin de complément alimentaire de zinc.

(VOIR CONSEILS PRODUITS P. 185-187)

7 POINTS IMPORTANTS

1. Comment savoir si vous êtes intolérant ? Si vous souffrez de maux chroniques et que vous consommez certains aliments en grande quantité (par exemple dérivés du blé – pâtes, pizza, pain... – poisson, œufs, lait ou produits laitiers, même écrémés !), faites un test. Supprimez-les totalement pendant quelques jours, disons une petite semaine. Juste pour voir. Si ça va mieux (moins de fatigue, moins de problèmes intestinaux, moins de douleurs, etc.), réintroduisez l'aliment concerné en généreuses portions, ne vous gênez pas. Vos troubles réapparaissent ? Vous êtes probablement intolérant. Mais il faut vraiment jouer le jeu et ne pas en avaler du tout pendant la phase d'éviction. Même un tout petit peu, c'est trop ! Si rien ne se passe, ce ne sont pas les coupables. Attention : il faut évidemment les supprimer un par un, pas tous en même temps ! Sinon vous ne saurez jamais lequel vous gêne et en plus vous crierez famine.

2. On est généralement intolérant à un aliment qu'on consomme très régulièrement.

3. Souvent, on est intolérant à plusieurs aliments. Par exemple, le lait et le blé. Il faut mener l'enquête jusqu'à trouver les fauteurs de troubles.

4. Chaque jour, consommez 5 fruits et légumes frais riches en FOS. Si vous n'atteignez pas ce chiffre, vous pouvez prendre des FOS en suppléments alimentaires, mais c'est moins bien.

5. Buvez 2 tasses de thé vert par jour.

6. Consommez au moins 4 fois par semaine du poisson gras (saumon, maquereau, hareng, sardine...) et assaisonnez vos crudités d'huile de colza.

7. Les médecins distinguent l'intolérance de l'allergie mais, pour le grand public, les symptômes sont très proches. L'intolérance, c'est en fait une allergie qui ne met pas en jeu le système immunitaire. Les réactions sont donc moins spectaculaires – on ne fait pas un œdème de Quincke et on ne se couvre pas de boutons, mais l'intolérance altère la qualité de vie et peut retentir fortement sur la santé.

Conseils spécifiques pour les intolérants au lait

- Soyez très vigilant en ce qui concerne tous les aliments renfermant du lait. Le lait lui-même, bien évidemment, mais aussi tous les produits laitiers, la béchamel, les crêpes, glaces, biscuits, gaufres et autres gratins... En général, le fromage et les yaourts sont mieux tolérés, mais si leur teneur en lactose est plus faible grâce à la fermentation, ils en contiennent quand même encore. Prudence.
- On peut remplacer le lait de vache par les « laits végétaux », dont certains sont très intéressants d'un point de vue diététique. Le lait d'amande, par exemple, apporte beaucoup de calcium. Mais il existe aussi du lait de, soja, de riz, de noisette, de noix, de châtaigne, d'avoine, de quinoa... chacun a ses propriétés nutritionnelles, ses avantages et ses inconvénients... mais au moins aucun ne renferme de lactose !

Conseils spécifiques pour les intolérants au gluten

- Si vous avez une maladie cœliaque, méfiez-vous de tout ou presque : au restaurant comme chez les amis, les plats peuvent contenir du gluten, renseignez-vous méticuleusement. Éliminez tous les plats préparés et tous les produits alimentaires industriels transformés. Seuls les aliments naturels et préparés par vos blanches mains sont 100 % sûrs (une pomme de terre plutôt que son équivalent cuisiné, une escalope plutôt que sa version panée, etc.). Tous les produits dont le processus de fabrication ou de préparation vous échappe peuvent renfermer du blé, ne serait-ce que sous forme d'additif.

- Certains médicaments peuvent contenir du gluten (enrobage). Là encore, il va vous falloir mener l'enquête. Commencez par demander à votre pharmacien.
- Il existe des gammes de produits « sans gluten « (c'est écrit en gros sur l'étiquette). Évidemment, ils sont pour vous ! En magasin de diététique.

LE TEST D'EXCLUSION

Le seul moyen de savoir si vous êtes intolérant au gluten, c'est d'exclure tout aliment pouvant en contenir pendant 4 ou 5 jours, ou de faire pratiquer le dosage de la peptidurie (voir p. 138).
Attention ! le moindre gramme de farine saupoudré sur une plaque de cuisson ou la plus petite miette de pain avalée compromet le résultat.
Sur l'enfant, sa mise en œuvre est élémentaire et ses conséquences bénéfiques spectaculaires : il recommence à sourire, se nourrit correctement, ses selles retrouvent un aspect ordinaire (le transit nécessite quelques semaines pour redevenir totalement normal), il reprend du poids. La réparation des lésions intestinales est plus lente : plusieurs années sont nécessaires pour que la muqueuse guérisse totalement. Lorsqu'on a trouvé le ou les aliments qui posent problème, il faut les exclure totalement. Ce régime doit être poursuivi à vie. Chez l'adulte, les effets bénéfiques sont moins flagrants, mais indiscutables : régularisation du transit, disparition de diverses douleurs, amélioration très nette de l'état de la peau et du système immunitaire… et mieux-être général.

INTOXICATION ALIMENTAIRE

On pourrait croire que grâce à l'industrialisation de l'alimentation et des progrès de l'hygiène en général, on rencontre moins souvent d'intoxications alimentaires. Il n'en est rien, c'est même précisément l'inverse qui se produit. L'intoxication alimentaire est un réel danger qui s'accroît d'année en année. On parle de 600 % d'augmentation au cours de ces 15 dernières années ! Pire, certaines de ces infections sont résolument « nouvelles » et de plus, résistantes aux médicaments couramment prescrits pour en venir à bout.

Les industriels de l'agro-alimentaire avancent généralement que le consommateur, irrespectueux des règles d'hygiène élémentaires chez lui, porterait une lourde responsabilité dans ces intoxications. Certes, il est utile de rappeler ces règles de base qui sont en effet parfois bafouées (voir « points importants »). Mais les consommateurs ne sont pas plus sales ni irresponsables qu'avant ! En outre, nos conditions de vie actuelles n'ont aucune commune mesure avec celles de naguère ! Nous disposons tous d'eau chaude, de toilettes à la maison, d'un réfrigérateur voire d'un lave-vaisselle... Les consommateurs ne peuvent en aucun cas être tenus pour coupables de ces 600 % mentionnés plus haut !

Le risque zéro n'existe pas

Si tout n'est pas de la faute des fabricants agro-alimentaires, ils ont leur part de responsabilité. Bien entendu, les process de l'industrie alimentaire répondent à des contrôles stricts (ou sont censés y répondre) et ses représentants clament que tout est extrêmement réglementé. C'est vrai. Sauf que de nombreux exemples montrent que, pour une raison ou pour une autre, les dits règlements peuvent ne pas être suivis à la lettre, ou qu'une bactérie s'est montrée plus maligne. Des abattoirs aux réfrigérateurs du supermarché, il peut s'en passer des choses. Eh oui,

le risque zéro n'existe pas... Par ailleurs, tout est conçu pour maximiser les risques, contrairement aux apparences. Ainsi, on fait ses courses une fois par semaine (ou même par quinzaine !) plutôt qu'au jour le jour. On réchauffe des quantités de plats préparés absolument inouïes, alors qu'on cuit de moins en moins d'aliments nature, frais. Bref : on prend davantage de risques et on se croit, à tort, totalement protégé.
Même le mode de production joue un rôle dans cette affaire ! Contrairement aux idées reçues, les produits bio ne présentent pas plus de risques que les produits non bio. Par exemple, une bactérie, responsable de contamination relativement fréquente, ne sévit que dans les élevages intensifs. C'est la campylobactérie, endémique des lieux « concentrationnaires » dans lesquels évoluent des animaux vivant en surnombre et dans des conditions contre nature. Et hélas, elle se transmet dans la viande, donc à l'homme.

Vive la liberté !

En outre, les études montrent que le cuir du bétail élevé en liberté, en plein air, en été, présente un taux de contamination microbienne 100 000 fois inférieur à celui du bétail d'hiver, parqué à l'intérieur. Tout ceci laisse à penser que la promiscuité et l'élevage « enfermé » accroît notablement le nombre de bactéries susceptibles de nous rendre finalement malades. Ce n'est guère une surprise...
Enfin, près de 80 % des foyers possèdent un four à micro-ondes. Nous y réchauffons des plats tout préparés (faits main ou non), ce qui multiplie les risques de contamination. D'autant que, rappelons le, ce type de four ne cuit pas (il ne dégage aucune chaleur). Il ne détruit donc pas les bactéries éventuelles, ce qui est doublement dangereux. Méfiance ! Les denrées qu'on lui confie doivent être irréprochables !

Les bactéries les + fréquemment responsables d'intoxication

Campylobacter

C'est la championne, celle qui nous rend le plus souvent malade. Elle peut toucher aussi bien les personnes affaiblies que celles en parfaite santé et les symptômes qu'elle déclenche ne passent guère inaperçus. Mal à l'estomac, diarrhée, fièvre mais aussi arthrite voire troubles neurologiques pouvant mener à la paralysie. On « l'attrape » essentiellement en mangeant de la volaille ou du porc issus d'élevages de batterie.

Escherichia coli

Vous avez fait sa connaissance p. 14. Mais précisons ici qu'elle se dissimule principalement dans les produits issus de la viande, notamment les hamburgers et les saucisses. On peut aussi la rencontrer dans les aliments dérivés du lait (y compris le yaourt et le fromage). Contrairement à campylobactérie, E.coli ne s'en prend qu'aux personnes fragiles, particulièrement aux enfants et aux seniors.

Listeria

C'est la seule bactérie de cette courte liste à se développer grâce au froid, pendant le stockage (réfrigérateur de l'industriel puis du magasin). Les autres sévissent plutôt lorsque la température grimpe. Dissimulée dans les salades, les plats tout préparés, les viandes froides et transformées (pâtés, tranches...) ou le fromage à pâte molle, la listeria ne s'attaque qu'aux personnes affaiblies, malades, âgées ou aux femmes enceintes, chez qui elle peut provoquer une fausse couche. Sinon les symptômes habituels rappellent ceux de la grippe ou, parfois, de la méningite.

Salmonella

La salmonelle est susceptible de s'attaquer à chacun d'entre nous, mais les dégâts qu'elle commet dépendent de l'état de santé de la victime. La salmonellose ne cause généralement que des douleurs à l'estomac et des diarrhées, mais chez les personnes âgées et les enfants, elle peut s'avérer mortelle. Elle se cache dans les œufs et les volailles.
On peut craindre aussi *Bacillus cereus* (légumes, produits secs), *Staphylococcus aureus* (œufs, laitages, aliments réfrigérés), *Clostridium botulinum* (légumes, viande), *Clostridium perfringens* (viande, volaille, produits secs), *Yersinia enterocolitica* (viande crue, volaille, légumes)…

CE QUE LES PROBIOTIQUES PEUVENT FAIRE POUR VOUS…

En entretenant sa flore quotidiennement par le biais d'une bonne hygiène intestinale (alimentation variée, riche en fruits et légumes frais, etc.) ou, éventuellement, en s'aidant des probiotiques en suppléments alimentaires, on maintient un niveau optimal de sécurité et d'immunité. Les milliards de bactéries colonisant notre intestin sont autant de soldats luttant contre ces germes responsables d'intoxications alimentaires.

Il s'agit là de prévention car, une fois l'infection installée, c'est un tout autre cas de figure. Il est alors nécessaire de traiter la maladie, parfois en faisant appel aux antibiotiques. Après un tel traitement, il faudra refaire impérativement sa flore intestinale, autrement dit prendre des probiotiques à dose suffisante. Tous les chemins mènent aux probiotiques !

L'EXEMPLE DE LA SALMONELLOSE

Plusieurs études ont montré qu'une bactérie a priori dangereuse ne l'est que lorsque la flore intestinale est perturbée. Un seul exemple : lorsqu'elle est équilibrée, il faut 1 million de bactéries de la salmonelle pour causer la maladie (salmonellose). Si la flore est perturbée, il en faut seulement 10 !

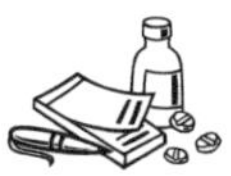

Quelles souches pour votre problème ?
Propioniques (prévention)

(VOIR CONSEILS PRODUITS P. 185-187)

9 POINTS IMPORTANTS

1. Respecter les conseils d'hygiène suivants : température du réfrigérateur adéquate, nettoyage régulier de tout l'intérieur avec quelques gouttes d'eau de Javel ; plan de travail propre (vaisselle immédiatement après le repas, surfaces planes nettoyées chaque jour, etc.) ; lavage de mains impératif avant de toucher à la nourriture (qu'il s'agisse de ranger, préparer ou manger).

2. Préférez toujours l'aliment « basique » à celui transformé. Les produits tout préparés, plats industriels et autres denrées traitées présentent plus de risques. C'est qu'à chaque moment du processus, l'aliment est à la merci des bactéries. Les multiples opérations liées à la préparation, l'emballage et la conservation sont autant d'étapes pouvant présenter des risques que personne ne maîtrise totalement. Alors qu'une viande fraîche achetée chez le boucher et placée directement au réfrigérateur pour être consommée dans la journée, recèle nettement moins de dangers potentiels. Ex : un steak présente moins de risque qu'un steak haché mais ce dernier est préférable à de la viande déjà préparée, cuite et proposée sous vide type boulettes.

3. Choisissez toujours la qualité, surtout en ce qui concerne les aliments « à risque potentiel » : œufs, charcuterie, viande préparée (viande hachée, boulettes, pâtés de viande...), saucisses, plats tout préparés, fromages à pâte molle. Il est rare que l'on parle de contamination de produits haut de gamme ou même artisanaux au Journal Télévisé. Il s'agit presque toujours de fromage ou de charcuterie de médiocre facture. Autrement dit : préférez les produits labellisés, notamment bio, n'achetez pas les premiers prix. Mieux vaut manger moins de viande et plus de légumes secs et de céréales par exemple, que de la viande de médiocre qualité.

4. Achetez peu mais souvent, plutôt que de grosses quantités d'un coup. Les promos « 7 paquets achetés 1 huitième offert » ne sont pas si intéressantes qu'elles en ont l'air... Même chose pour les œufs issus de batterie ou les poulets bon marché.

5. Si vous n'avez pas le choix, que vous devez acheter ces produits, soumettez-les au moins à des cuissons suffisamment élevées et prolongées (cela les dessèchera et détruira une partie des vitamines, mais au moins, les bactéries auront plus de chances d'être elles aussi éliminées).

6. Soyez particulièrement vigilant si vous utilisez un micro-ondes. Ne faites pas réchauffer plusieurs fois de suite un plat. Et ajoutez une minute au temps indiqué sur le mode d'emploi afin d'éviter les « poches de froid », presque systématiques avec ce type d'appareil.

7. Ne laissez pas traîner indéfiniment des restes dans le réfrigérateur. Surtout si, entre-temps, vous les réchauffez. Mieux vaut faire cuire de petites quantités à chaque repas et tout consommer.

8. N'attendez pas la date limite de consommation. Plus vous consommez frais, moins les bactéries auront le temps de se développer. Surtout pour les œufs, les viandes et la volaille.
9. Méfiez-vous des plats qui attendent pendant des heures, chez le traiteur comme à la cantine ou au restaurant « self service ». À plus forte raison s'ils ne sont pas conservés dans des meubles réfrigérants.

MAL DE TÊTE – MIGRAINE

Près de 80 % des migraineux sont intolérants ou allergiques à certains aliments. Point qui ne leur échappe d'ailleurs que rarement : « Ah non, je ne mange jamais de chocolat, ça me donne la migraine... ! ». Peut-être, d'ici quelques années, parviendra-t-on à relier ces deux troubles et à mieux comprendre pourquoi certains aliments font « si mal à la tête ». En tout cas, à ce jour, on sait que parmi les facteurs déclencheurs de migraine, on trouve effectivement le chocolat, mais aussi le café (ou le sevrage du café !), certains additifs alimentaires (comme le glutamate), les aliments riches en histamine (voir annexe 1).

CE QUE LES PROBIOTIQUES PEUVENT FAIRE POUR VOUS...

Comme d'habitude : sinon vous sauver la vie, au moins vous la rendre nettement plus agréable ! Grâce à eux, les aliments « passent » mieux et ne déclenchent plus d'effets secondaires gênants, tels que la migraine ou les maux de tête.
Bien entendu, si vous êtes en pleine crise migraineuse, ils ne vous seront d'aucun secours. C'est en prévention qu'il faut les convier à prendre les devants et à apaiser vos réactions extra-digestives.

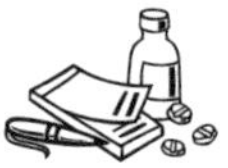

Quelles souches pour votre problème ?
Bifidobacterium bifidum,
Lactobacillus acidophilus.

(VOIR CONSEILS PRODUITS P. 185-187)

5 POINTS IMPORTANTS

1. Le stress, le cycle hormonal féminin, la tension musculaire ou les produits chimiques (odeurs, notamment) sont aussi de grands pourvoyeurs de violents maux de tête. Alors dans l'ordre : détendez-vous, prenez des capsules d'huile d'onagre ou de bourrache, étirez-vous, aérez toujours bien les pièces.

2. Buvez au moins 1 litre d'eau par jour, davantage si vous travaillez/vivez en milieu chaud ou climatisé, ou en cas de repas bien « arrosé ». Pour 1 verre d'alcool, il faut boire 2 verres d'eau. De nombreuses personnes sont « déshydratées chroniques » et leurs petits maux s'évaporent dès qu'elles boivent suffisamment d'eau.

3. Oui aux poissons gras (voir p. 71), frais ou en boîte. Leurs oméga 3, très anti-inflammatoires, protègent des maux de tête et des migraines, surtout répétitifs.

4. Gingembre à tous les étages. Dans les plats, en tisane... Comme l'aspirine, il empêche la formation de substances à l'origine de la douleur.

5. Pour les enfants : œuf, chocolat, orange, blé, fromage, tomate, porc et maïs sont les aliments les plus couramment déclencheurs de migraines.

MAUVAISE HALEINE

Incroyable le nombre de personnes qui souffrent de mauvaise haleine et ne s'en rendent pas compte... contrairement à leur entourage ! Il s'agit d'un des signes les plus évidents d'un déséquilibre de la flore intestinale. Tout autre facteur d'hygiène mis à part, évidemment.

CE QUE LES PROBIOTIQUES PEUVENT FAIRE POUR VOUS...

Si vous ne fumez pas, ne mangez pas douze gousses d'ail par jour, vous lavez les dents au moins matin et soir et que votre haleine n'est pourtant pas fraîche, il y a des chances pour qu'elle signale un besoin urgent de probiotiques.
Et pour les médecins qui prescrivent régulièrement des probiotiques, l'amélioration de ce symptôme traduit avec quasi-certitude un rééquilibre de la flore.

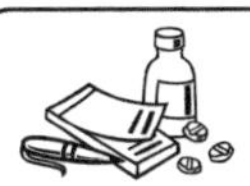

Quelles souches pour votre problème ?
Lactobacillus, bifidobacillus.

(VOIR CONSEILS PRODUITS P. 185-187)

8 POINTS IMPORTANTS

1. Lorsque la mauvaise haleine s'accompagne d'une langue chargée (« blanche »), les probiotiques seront, à coup sûr, utiles.
2. Évitez le sucre et les sucreries. À la rigueur un bonbon à la menthe de temps en temps...
3. Mangez des fruits et des légumes crus : commencez vos repas par une crudité et terminez-le par un fruit. Si vous digérez mal ce dernier, consommez-le en dehors des repas (par exemple à 11 h et à 16 h).
4. Buvez suffisamment d'eau.

5. Évitez l'utilisation systématique des bains de bouche. Une flore buccale en bon état est parfaitement capable d'effectuer son travail de nettoyage.
6. Évitez café, tabac, alcool, ail, curry…
7. Brossez-vous les dents et la langue (oui oui, avec le dentifrice !) après chaque repas.
8. Certaines odeurs particulières d'haleine trahissent une maladie. Un taux d'urée élevé confère des senteurs d'ammoniac ; un diabète mal équilibré, des odeurs d'acétone ; une insuffisance hépatique, une haleine qui sent le poisson… Il faut consulter.

MÉNOPAUSE

Depuis quelques années, les femmes peuvent choisir entre le traitement hormonal substitutif classique et sa version « naturelle » à base de phyto-œstrogènes de soja et de vraie progestérone naturelle. Celle-ci est une bonne alternative, surtout lorsqu'on sait qu'en Asie, où les femmes consomment du soja sous forme de tofu et de miso depuis des millénaires, les symptômes liés à la ménopause sont rares. Au point qu'il n'existe même pas de mot pour « bouffée de chaleur » ! Ces dames bénéficient en outre d'un fabuleux bouclier contre le cancer du sein (peu fréquent dans les pays asiatiques) et d'une protection osseuse hors pair, les mettant à l'abri de l'ostéoporose. Les experts savent désormais que cette bonne santé post-ménopause est en partie due au soja. En France, où cet aliment n'est pas consommé depuis longtemps et notamment pas tout au long de la vie, les résultats peuvent, dans certains cas, s'avérer décevants. En fait, ce n'est pas le soja qui ne fait pas son travail, c'est la flore intestinale qui n'accomplit pas le sien !

CE QUE LES PROBIOTIQUES PEUVENT FAIRE POUR VOUS…

Les phyto-œstrogènes ne peuvent pas fonctionner sans une flore en bonne santé et équilibrée, c'est le premier point. Si vous souffrez déjà de ballonnements et autres troubles digestifs, réglez d'abord ce problème avant de passer au soja. Par ailleurs, comme notre système digestif n'est pas habitué au soja, il ne fabrique pas nécessairement les enzymes aptes à l'assimiler. Les compléments alimentaires peuvent traverser le tube digestif inutilement : les principes actifs ne sont pas reconnus, donc pas captés. Certaines marques proposent heureusement une association judicieuse phyto-œstrogènes + probiotiques. Ce sont ceux-là qu'il faut prendre : ils « marchent » beaucoup mieux !

Quelles souches pour votre problème ?
Il existe des produits associant
isoflavones de soja + probiotiques adaptés.

(VOIR CONSEILS PRODUITS P. 185-187)

3 POINTS IMPORTANTS

1. La ménopause n'est PAS une maladie. Souvenez-vous-en, quoi qu'on vous dise.

2. L'hygiène de vie est plus que jamais importante. Alimentation riche en antioxydants (fruits, légumes, huiles végétales…) et activité physique de rigueur.

3. Faites un bilan hormonal : il n'y a pas que les œstrogènes qui comptent ! La DHEA, la progestérone, la testostérone… Un état des lieux s'impose.

MYCOSE INTESTINALE (CANDIDOSE)

Lorsque le *Candida* ne colonise pas le vagin mais l'intestin, il ne démange pas... C'est ainsi que l'on peut être porteur d'une candidose chronique, intestinale, méconnue en France alors que nos amis belges ou suisses posent fréquemment ce diagnostic. La candidose est précisément liée au déséquilibre de la flore, elle se manifeste donc par les symptômes qui vous sont désormais familiers : troubles intestinaux divers (gaz, crampes intestinales, perturbations du transit), attirance pour le sucre et les aliments sucrés, infections génitales ou urinaires répétitives (cystites, mycoses), allergies, problèmes de peau...

CE QUE LES PROBIOTIQUES PEUVENT FAIRE POUR VOUS...

Pour mieux comprendre l'étendue du problème, voici quelques précisions. Il existe environ 80 souches de *Candida*, la plus répandue étant le *Candida albicans*. Cette levure habite paisiblement notre corps, aussi bien sur la peau que dans la bouche, les intestins ou le vagin. Mais sous ses aspects débonnaires, le *Candida a.* ne demande qu'à coloniser l'ensemble de la bouche (muguet), du vagin (mycose), de la peau (taches) ou de l'intestin (candidose). Ce qu'il fait dès qu'un traitement antibiotique détruit notre flore. Or, lors d'un tel traitement, toutes les bactéries sont affectées, y compris les « gentilles». Et comme dans l'intestin les places sont chères, dès qu'une bonne bactérie est tuée, une levure (les levures ne sont hélas pas tuées par les antibiotiques !) prend sa place. Et le *Candida*, souvent le premier sur les « lieux », se développe... Il essaie de s'approprier notre corps tout entier. Dans le cas de certaines maladies graves (Sida), il y parvient et l'issue est fatale. En ce qui nous concerne aujourd'hui, la candidose n'est pas si grave, mais suffisamment pour nous détraquer durablement. Le *Candida albicans* se développe partout, y compris dans les hôpitaux, au point qu'il y est devenu la 4e cause majeure d'infection dite opportuniste (attrapée sur place) et qu'il est considéré comme le champignon pathogène le plus répandu chez l'être humain. Une vraie guerre écologique qui n'a qu'une seule issue possible : le rétablissement des forces de paix, impossible sans les probiotiques.

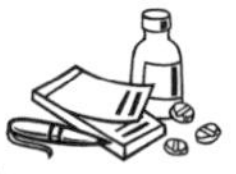

Quelles souches pour votre problème ?
Bifidobacterium (bifidum, longum, infantis, adolescentis), Lactobacillus (plantarum, rhamnosus, acidophilus, casei).

(VOIR CONSEILS PRODUITS P. 185-187)

5 POINTS IMPORTANTS

1. Méfiez-vous des principaux agresseurs intestinaux : stress, sucre, alcool, médicaments anti-inflammatoires, antibiotiques, pilule. Si vous vous savez fragile, supplémentez-vous systématiquement en probiotiques.

2. Protégez vos intestins : les traitements médicaux doivent être courts et accompagnés d'éléments protecteurs (probiotiques, mais aussi vitamines, acides gras…).

3. Le *Candida* affaiblit notre système immunitaire, donc on peut craindre une multiplication d'infections diverses, de troubles ORL, de mycoses…

4. Nous évoquons dans ce livre les mycoses vaginales et intestinales, mais les probiotiques sont utiles dans toutes les manifestations mycosiques (ongles, bouche, etc.).

5. Attention aux aliments riches en sucre et/ou en levures (voir annexe 1), c'est la nourriture favorite du *Candida*. Cette mise en garde concerne autant les aliments à goût sucré (bonbons, pâtisseries et même hélas, fruits, dans certains cas extrêmes) que ceux qui renferment des sucres rapides avec ou sans saveur sucrée (pain blanc, purée en flocons, céréales du matin...). Rien ne permet mieux au *Candida* de se multiplier ! Il a ainsi appris à fabriquer des substances (appelées mycotoxines) qui nous attirent irrésistiblement vers le sucre et les aliments sucrés. C'est une des raisons pour lesquelles les médecins ont le plus grand mal à soigner les malades porteurs de candidose intestinale : ces derniers ont une envie presque incontrôlable de sucré et de ce fait « alimentent » leur maladie. Sans probiotiques, il peut être parfois impossible de résister aux pulsions de sucre, puisque, précisément, ce sont des pulsions. Rééquilibrer sa flore permet de calmer cet appétit spécifique, mais il faut bien reconnaître qu'il est plus facile de prévenir ce trouble que d'en venir à bout. Aussi est-il indispensable d'accompagner de probiotiques un éventuel traitement antibiotique, afin d'éviter la prolifération de ce champignon dévoreur de sucre !

MYCOSE VAGINALE

Si le *Candida albicans* se contentait de vivre en harmonie avec nos muqueuses, il serait un hôte tout à fait sympathique, surveillé de près par notre service d'ordre local, les bacilles de Doderlein. Hélas, à la faveur d'un déséquilibre (antibiotiques, pilule, parfois un simple rhume ou un choc psychologique), cette levure se développe à une vitesse stupéfiante dans notre intimité où elle provoque des démangeaisons parfois intolérables, des brûlures sur toute la zone, une sécheresse vaginale...

CE QUE LES PROBIOTIQUES PEUVENT FAIRE POUR VOUS...

Ils empêchent *Candida albicans* de prendre ses aises et le prient de retourner d'où il est venu. Il est absolument indispensable de rééquilibrer la flore en cas de mycose vaginale, sinon on risque fortement la récidive, à chaque fois plus difficile à maîtriser.

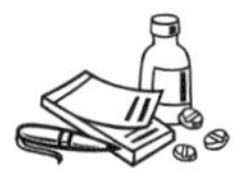

Quelles souches pour votre problème ?
Bifidobacterium (bifidum, longum, infantis, adolescentis, plantarum),
Lactobacillus (rhamnosus, acidophilus, casei).

(VOIR CONSEILS PRODUITS P. 185-187)

3 POINTS IMPORTANTS

1. Certaines femmes souffrent de mycoses à répétition et ne parviennent plus à s'en sortir. En effet, les ovules « classiques » sont efficaces ponctuellement, mais ne soignent pas le terrain. Mieux vaut faire appel aux huiles essentielles (sous forme d'ovules aussi) qui traitent à la fois la mycose ET l'empêchent de revenir.
2. L'application locale de yaourt, parfois préconisée, est inutile. Le milieu externe n'est pas propice à l'accueil des probiotiques !
3. Attention aux aliments riches en levures (voir annexe 1 p. 184).

RHUME/GRIPPE

Toutes les muqueuses ont un lien avec la santé intestinale. Or, la porte d'entrée de toutes les maladies ORL, ce sont les voies respiratoires et, pour commencer, le nez. Si déjà, au niveau local, la résistance antibactérienne est farouche et bien organisée, très peu d'infections pourront se développer. Nous connaissons tous des personnes qui « collectionnent » les rhumes tandis que d'autres n'en souffrent quasiment jamais. Rien de miraculeux : les premières se défendent mal contre les attaques.
Nous attrapons en moyenne 2 à 3 rhumes chaque année. Cette maladie, trop souvent considérée comme banale, pose divers problèmes. D'abord, elle peut nous forcer à garder le lit 2 à 3 jours puis nous laisser en héritage une fatigue plus ou moins

importante pendant une bonne semaine encore. Par ailleurs, le rhume ouvre la porte à des infections respiratoires telles que la bronchite ou la sinusite qui seront trop souvent traitées à coup d'antibiotiques. Il peut encore nous priver d'odorat, situation désagréable. Et le rhume est le motif de 10 à 15 % des consultations chez le généraliste !

CE QUE LES PROBIOTIQUES PEUVENT FAIRE POUR VOUS...

Le nez est un véritable réservoir à bactéries. Il héberge des bactéries « amies » et lorsque les autres prennent le dessus... c'est portes ouvertes à tous les virus. Celui du rhume, par exemple. Heureusement, nos désormais incontournables bactéries amies veillent ! « Les probiotiques obtiennent des résultats remarquables, du niveau de ceux atteints avec les médicaments spécifiques du traitement de la grippe ! » affirme le Pr Schrezenmeir, coordinateur d'une étude portant sur les probiotiques et les infections ORL communes, virales (rhume, rhinopharyngite, épisodes pseudo-grippaux). Quelques exemples concrets : avec les probiotiques :

- le rhume ne dure que 7 jours (contre 8,9 sans) – soit une différence de près de 2 jours, ce qui est comparable à ce que l'on obtient avec les médicaments « antigrippe » habituels. Soit une durée raccourcie de 29 %.
- la fièvre ne dure que 6 heures (contre 24 h) – ce point est important car c'est lorsque la température grimpe que les malades consultent et que le médecin prescrit des arrêts de travail. Soit une durée raccourcie de 76 %.
- Les symptômes sont moins gênants (moins d'éternuements, de nez bouché ou qui coule, de maux de gorge, de toux...). Soit des signes atténués à raison de 30 %.

Petite précision : cette étude a été réalisée selon les critères scientifiques les plus rigoureux, suivant une méthodologie standard (commune à celle des médicaments).

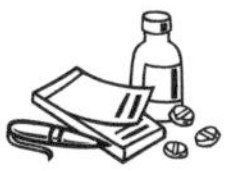

Quelles souches pour votre problème ?
Bifidus, Lactobacillus rhamnosus LGG, Casei, gasseri, Bifidobacterium longum, bifidum.

(VOIR CONSEILS PRODUITS P. 185-187)

3 POINTS IMPORTANTS

1. Ne fumez pas, ne respirez pas la fumée des autres.
2. Adoptez une hygiène nasale quotidienne – pulvérisation d'eau de mer dans chaque narine matin et soir (plus souvent en cas de rhume afin d'éviter qu'il dégénère en maladie ORL infectieuse) et inhalez des huiles essentielles.
3. Ne vous dites pas « ça passera tout seul ». C'est vrai qu'un rhume cède spontanément en 7 à 10 jours, mais les risques de complication et de fatigue sont réels !

SPASMOPHILIE

Les spasmophiles sont plus sensibles que les autres à tout changement d'alimentation, de rythme de sommeil, de déficit en vitamines et minéraux, etc. Les chercheurs notent que ces personnes, atteintes de « tétanie latente » (c'est la formule consacrée), présentent non seulement un faible taux de magnésium – ce qui est connu depuis fort longtemps – mais parfois aussi un nombre élevé de champignons microscopiques malvenus.

CE QUE LES PROBIOTIQUES PEUVENT FAIRE POUR VOUS...

Tout ce qui contribue à rétablir l'équilibre de l'organisme est utile aux spasmophiles. Si la flore intestinale perturbée n'est pas son problème numéro un (une mauvaise « gestion » du calcium et du magnésium est sa première préoccupation), elle peut entraver l'absorption de ces minéraux, ce qui ne peut en aucun cas arranger les choses !

Quelles souches pour votre problème ?
Lactobacillus acidophilus.

(*VOIR CONSEILS PRODUITS P. 185-187*)

3 POINTS IMPORTANTS

1. Pensez « magnésium marin » pour le traitement de fond (et non magnésium « classique », mal assimilé et peu utile) et « comprimés de calcium » pour stopper net les débuts de crise de spasmophilie.
2. Évitez les situations de stress et de fatigue.
3. Seule l'hygiène de vie viendra à votre secours : les médicaments de type « anxiolytiques » n'apportent aucune solution.

SPORT (DE HAUT NIVEAU)

Le sportif de haut niveau est un athlète au pied d'argile, particulièrement sur le plan digestif. En effet, pendant l'effort physique, le tube digestif n'est plus vascularisé : tout le sang file vers les muscles (pour les faire fonctionner) et la peau (pour évacuer la sueur). Ce phénomène, appelé « ischémie », peut durer plusieurs heures. Alors si déjà le système digestif concerné est un peu susceptible, cette épreuve de choc peut, à force, le handicaper sérieusement, jusqu'à l'impossibilité de supporter... de l'eau, sous peine de diarrhées systématiques. D'où sérieux problèmes, à la fois de santé, mais aussi de performances sportives car alors tout effort de longue durée devient improbable, voire dangereux...

Profession : Natural Killer

Nous disposons de deux types de « soldats » immunitaires. Ceux qui réfléchissent et... les autres. Les Natural Killers font partie de la deuxième catégorie. À peine un ennemi détecté, ils cognent. Ou plutôt, ils avalent. Pendant ce temps, les soldats « intelligents » fourbissent des armes précises, adaptées à l'intrus qu'il faut abattre. Les Natural Killers représentent donc notre force d'intervention rapide. Il est vital pour nous d'en avoir suffisamment. Dans certaines circonstances, le taux de NK chute. C'est le cas chez les sportifs de haut niveau. Leur système immunitaire est affaibli, ils « attrapent » le moindre microbe qui passe et, bien souvent, c'est la fin de l'aventure… Hop, c'est plié, on rentre à la maison, en rage à cause de tous ces mois de préparation réduits à néant. Dommage… les probiotiques auraient pu éviter ça.

Ce que les probiotiques peuvent faire pour vous…

Cécile Janson, nageuse de l'équipe de France, maintes fois médaillée en Championnat de France et aux Jeux olympiques (Sydney) en parle mieux que nous : elle n'a pu poursuivre la compétition que grâce à une supplémentation en probiotiques ! Elle qui imaginait que ses graves désordres digestifs (qui l'ont obligée à de multiples retours anticipés en France) étaient liés au stress de la compétition… a découvert qu'il n'en était rien et que le problème provenait plutôt de son alimentation beaucoup trop riche en pâtes et en produits laitiers (elle consommait jusqu'à 2 litres de lait par jour !). Elle a résolu son problème d'intolérance digestive grâce aux probiotiques et à une adaptation de son alimentation. Aujourd'hui, elle ne malmène plus son intestin… qui, de son côté, lui laisse une paix royale.

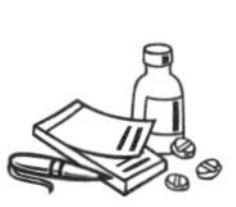

Quelles souches pour votre problème ?
Bifidobacterium bifidum,
Lactobacillus acidophilus.

(voir conseils produits p. 185-187)

2 POINTS IMPORTANTS

1. Les sportifs amateurs qui pratiquent par exemple 3 fois ¾ d'heure par semaine, ne sont pas concernés par l'ischémie décrite plus haut.

2. Les conseils nutritionnels habituels prodigués aux athlètes, comme manger beaucoup de pâtes et de produits laitiers, vont souvent à l'encontre du bon sens et de l'équilibre alimentaire. D'accord pour ces aliments, mais pas par tonnes. Bon nombre de sportifs y sont intolérants !

STRESS

Le stress affecte notre corps tout entier. Quand on est stressé, on produit des sécrétions digestives plus acides et les mouvements de notre intestin ralentissent. Ce qui ne plaît pas du tout à nos bactéries protectrices (notamment les lactobacilles et les bifidus). Les conditions de vie deviennent alors propices aux bactéries ennemies et aux parasites.

CE QUE LES PROBIOTIQUES PEUVENT FAIRE POUR VOUS…

Si vous traversez une période de stress intense ou prolongée et que vous avez, en outre, tendance aux troubles digestifs, redoublez de vigilance en ce qui concerne votre alimentation. Une petite cure de probiotiques pourra aussi vous aider à prévenir d'éventuelles infections.

Quelles souches pour votre problème ?
Lactobacillus acidophilus.

(VOIR CONSEILS PRODUITS P. 185-187)

2 POINTS IMPORTANTS

1. Le stress n'est jamais anodin pour le corps.

2. Un état de stress peu intense mais permanent (par exemple dû au bruit ambiant ou à une mésentente conjugale) cause autant de dégâts qu'un stress ponctuel intense (rupture).

VOYAGES (TURISTA)

Vous savez qu'en voyage, on peut attraper la diarrhée (turista), mais ce que vous ne savez peut-être pas, c'est que malgré toutes vos précautions, il y a une chance sur deux pour qu'elle s'empare quand même de vous... et gâche une bonne partie de votre séjour. Enfin, il y avait. C'était avant que l'on découvre les souches de probiotiques spéciales « voyageurs ». Ce qui n'empêche pas de continuer à prendre ses précautions ! D'autant qu'il restera toujours des facteurs non maîtrisables, tels que le stress, la fatigue, la chaleur... qui participent au dérèglement intestinal.

CE QUE LES PROBIOTIQUES PEUVENT FAIRE POUR VOUS...

Un voyageur sur deux se rend en zone « à risque de turista ». Bonne nouvelle, connue depuis plus de 15 ans : les probiotiques préviennent la diarrhée du voyageur. À condition d'opter pour un supplément alimentaire « spécial voyages », conçu pour lutter contre les bactéries les plus couramment rencontrées dans les pays « à risque ».

En prévention

Il suffit de prendre 1 sachet tous les jours (à partir de la veille du départ), à diluer dans un grand verre d'eau minérale ½ heure avant un repas.

En traitement

Les probiotiques vous aideront à diminuer le nombre de diarrhées et à raccourcir la durée de la turista. Important car, en vacances, chaque seconde compte !

Après une turista

Pensez systématiquement à « refaire » votre flore intestinale. 1 sachet « classique » par jour hors des repas dans un verre d'eau, pendant 8 ou 10 jours.

Quelles souches pour votre problème ?
Lactobacillus (acidophilus, paracasei, casei)
+ prébiotiques.

(VOIR CONSEILS PRODUITS P. 185-187)

8 POINTS IMPORTANTS

1. Ne buvez que des liquides encapsulés (jamais d'eau du robinet).
2. Évitez les crudités.
3. Pelez les fruits.
4. Évitez les boissons et aliments glacés.
5. Évitez les plats mal cuits et/ou réchauffés plusieurs fois.
6. Ne fondez pas vos espoirs sur l'alcool : il ne tue pas toutes les bactéries qui nous concernent.
7. Dans la mesure du possible, essayez de manger dans de la vaisselle nettoyée à l'eau purifiée.
8. Emportez des comprimés désinfectants pour l'eau, ne serait-ce que pour pouvoir vous laver les dents avec l'eau du robinet ainsi traitée.

- V -
15 RECETTES DE PROBIOTIQUES

Si vous n'avez aucun trouble particulier, la supplémentation en probiotiques n'est pas indispensable. Pour apporter régulièrement à votre flore intestinale des probiotiques afin de l'aider à vous défendre, il est important de prendre soin de vos intestins. Ils apprécient particulièrement les végétaux (fruits, légumes, légumineuses, céréales complètes), notamment ceux qui sont riches en fibres et en prébiotiques. Vous pouvez aussi augmenter votre consommation quotidienne de probiotiques tout en sortant du « yaourt nature en fin de repas ». Voici quelques idées gourmandes express pour vous donner envie d'aller plus loin…

* Les recettes suivies de cet astérisque sont de Laurence Wittner. Merci pour sa contribution gourmande à ce livre !

Saumon au yaourt

Pour 1 personne	
Préparation : 15 min **Ingrédients :**	**M**ettez de l'eau à bouillir dans le bas d'un cuit-vapeur (ou dans une casserole). **P**endant ce temps, videz dans un bol les 2 pots de yaourt. Écrasez l'ail. Ciselez l'aneth. Mélangez avec le yaourt, puis versez l'huile et le jus du demi-citron. Mélangez à nouveau. **L**orsque l'eau bout, posez le saumon dans le panier vapeur (ou directement dans l'eau bouillante). Laissez cuire 5 min (3 min si c'est un filet). **S**ervez sans attendre, avec une salade verte, du riz complet et le bol de sauce au yaourt à côté.
1 pavé de saumon (ou 1 filet)	
¼ de litre de yaourt (ou 2 pots au *bifidus* ou à l'*acidophilus*) nature	
½ bouquet d'aneth	
1 moitié de citron	
1 petite gousse d'ail	
1 c. à c. d'huile de colza	
sel de Guérande, poivre du moulin	

La sauce magique

Pour 4 personnes	
Préparation : 2 min **Ingrédients :**	**M**élangez tout avec énergie. **C**'est prêt !
1 yaourt nature au *bifidus* ou à l'*acidophilus*	
le jus d'½ citron	
2 c. à s. d'huile de noix	
10 cerneaux de noix	
sel, poivre, paprika	

Remarque

Elle va avec toutes les crudités. Avec les noix et l'huile de noix, vous faites le plein de « bons gras » !

Yaourt à la fleur d'oranger

Pour 4 personnes	
Préparation : 2 min **Ingrédients :**	**V**idez vos pots de yaourt dans une coupe ou un saladier. Ajoutez-y l'eau de fleur d'oranger et le miel. **M**élangez bien, éventuellement à la fourchette. **S**ervez tel quel ou répartissez dans des petits bols individuels. Vous pouvez décorer d'une feuille de menthe ou d'un cerneau de noix pour une présentation plus soignée.
4 yaourts nature au *bifidus* ou à l'*acidophilus*	
10 cuillères à café d'eau de fleur d'oranger	
4 cuillères à café de miel ou de sirop d'érable	
décoration (facultative)	

Remarque

L'eau de fleur d'oranger peut être remplacée par de l'eau de rose ou, dans un autre registre, de l'extrait de vanille ou de café. Il faut évidemment adapter les « dosages » en fonction des goûts. Les extraits s'emploient avec parcimonie : quelques gouttes seulement !

Tzatziki

Pour 4 personnes (petits mangeurs)	
Préparation : 10 min **Repos :** 3 h **Ingrédients :**	**É**talez au fond d'une passoire un torchon très fin (et très propre !). Videz-y tous les pots de yaourt et laissez égoutter 3 h au-dessus d'un saladier.
4 yaourts nature à l'*acidophilus* ou au *bifidus*	**R**incez le concombre non épluché. Râpez-le très finement et laissez égoutter dans une autre passoire, 3 h également.
½ concombre	
1 c. à s. d'huile d'olive	**L**orsque l'un et l'autre sont bien égouttés, mélangez-les dans un plat, et ajoutez l'huile, le jus de citron, le sel, le poivre.
1 c. à c. (ou un peu plus) de jus de citron	
sel de Guérande, poivre du moulin	
½ gousse d'ail	**É**crasez l'ail. Ciselez les herbes. Ajoutez-les au mélange.
un petit bouquet de ciboulette fraîche (ou autres herbes selon vos préférences : aneth, menthe…)	**L**aissez quelques heures au réfrigérateur si vous aimez bien frais. Servez avec des crudités coupées en bâtons (carottes, céleri…), des petites tomates, des pommes de terre chaudes, du poisson froid, du pain aux céréales…

Ma glace aux fruits

Pour 4 personnes (petits mangeurs)	
Préparation : 5 min maxi **Ingrédients :**	**V**ersez tout (les fruits encore surgelés) dans un mixeur, et mixez. **R**emuez à la cuillère puis recommencez à mixer et cela autant de fois que nécessaire pour obtenir la consistante souhaitée, c'est-à-dire une crème glacée un peu molle. Si vous préférez un dessert plus compact, placez au congélateur, en prenant soin de remuer de temps à autre.
1 yaourt nature au *bifidus* ou à l'*acidophilus*	
450 g de fruits surgelés nature (1 sachet)	
20 cl de jus d'orange (1 petite brique)	
3 c. à s. de miel (acacia de préférence)	

Remarque

Pour le choix des fruits, c'est vous qui voyez : mangue, fruits exotiques, fruits rouges, myrtilles, melon… Mais ils doivent être petits (ou coupés en petits cubes). Rien ne vous empêche d'ailleurs de congeler des fruits vous-même : vous les épluchez, vous les coupez en petits cubes, vous les placez au congélateur pendant la nuit, et voilà !

Mes probiotiques « maison » (Fermentine)

Pour 6 pots de lait fermenté	
Préparation : 5 min **Repos** : 8 h **Réfrigération** : 12 h **Ingrédients :** 1 bouteille d'eau minérale à température ambiante 1 kit comprenant : - 1 sachet de 100 g de préparation en poudre - 1 sachet de 3 g de ferments probiotiques concentrés - 6 pots en verre avec couvercle + boîte en polystyrène pour permettre la fermentation (réutilisables)	**1.** Versez dans un saladier muni d'un bec verseur le grand et le petit sachets. **2.** Ajoutez 3 pots d'eau (prenez un des pots destinés à la fermentation, pour la mesure). L'eau ne doit surtout pas être trop froide ! **3.** Mélangez avec un fouet. Portez à ébullition 2 pots d'eau. Versez l'eau bouillante dans le saladier, en remuant à nouveau avec le fouet. **4.** Répartissez sans attendre le liquide obtenu dans les 6 pots et fermez-les. Rangez les pots dans la boîte en polystyrène et fermez-la. **5.** Laissez fermenter les pots pendant 6 à 8 h sans les toucher ni les bouger, dans une pièce à température ambiante d'environ 22°C (pas au réfrigérateur). **6.** Placez alors les pots au réfrigérateur et attendez 12 heures avant de les consommer.

Remarque

Il faut aller très vite lors des étapes 4, 5 et 6 afin que la température de l'eau ne descende pas. C'est nécessaire pour la fermentation. Préparez-les un soir, vous pourrez les mettre au frais le lendemain matin, puis les consommer au dîner. Comptez 24 h entre la préparation et la consommation !

Mangez vos pots dans la semaine. Vous pouvez ajouter des morceaux de fruits, de la compote… au dernier moment.

Concombres frais

Pour 4 personnes	
Préparation : 15 min maxi **Réfrigération** : 2 à 3 h **Ingrédients** :	**L**avez les concombres. Ne les épluchez pas, sauf si leur peau n'est pas parfaite.
1 yaourt nature au *bifidus* ou à l'*acidophilus*	**P**réparez des tagliatelles de concombres : taillez-les au couteau éplucheur, dans le sens de la longueur, jusqu'au cœur avec les graines (que vous éliminez). Mettez vos tagliatelles dans une passoire, saupoudrez de sel, et laissez dégorger 15 min.
2 concombres (frais et très beaux)	
1 gousse d'ail	
un petit bouquet d'herbes au choix (menthe ou basilic), fraîches ou surgelées	**D**ans un bol, mélangez le yaourt, l'herbe ciselée, l'ail écrasé et les tagliatelles.
sel, poivre	**M**ettez au frais pour quelques heures, afin que les saveurs se mélangent bien. Servez tel quel, ou avec du pain pour faire des toasts.

Cocktail vert orange

Pour 4 personnes	
Préparation : 20 min maxi **Réfrigération :** 1 h **Ingrédients :** 2 yaourts grecs nature 1 concombre 1 melon 1 citron sel, poivre 1 pincée de muscade (facultatif)	Lavez le concombre. Ne l'épluchez pas, sauf si sa peau n'est pas parfaite. Coupez ses extrémités. Découpez-le en rondelles fines, que vous déposez dans une passoire. Saupoudrez de sel, et laissez dégorger 15 min. Coupez le melon en deux. Ôtez les pépins et retirez la chair, soit à l'aide d'une cuillère parisienne (boules), soit en cubes avec un simple couteau. Pressez la moitié du citron. Dans un saladier, versez les yaourts, le sel, le poivre et, si vous aimez, une pincée de muscade. Pressez le jus du demi-citron, puis mélangez. Ajoutez enfin le concombre et le melon. Laissez au frais jusqu'au moment de servir. Proposez dans des jolis verres larges, avec une cuillère. Vous pouvez décorer avec quelques brins de feuilles de menthe.

Kéfir de lait

Pour 1 litre de kéfir	
Préparation : 2 min maxi **Repos :** 24 h mini **Ingrédients :**	**D**ans un saladier, versez 1 l de lait et le kéfir (ou 1 tasse de kéfir déjà prêt, acheté en magasin ou « repiqué » sur une précédente série).
Grains (2 c. à c.) ou poudre de kéfir (voir p. 188)	**L**aissez reposer à température ambiante (surtout pas au frais) pendant 24 h. Si vous préférez une consistance plus dense, laissez encore jusqu'à 24 h de plus. Ensuite, conservez-le au frais (comme n'importe quel produit laitier).
Lait (le lait entier est + dense, mais le ½ écrémé est moins gras, à vous de tester)	**S**i vous avez employé des grains, récupérez-les et placez-les dans de l'eau jusqu'à une prochaine « fabrication » de kéfir.

Remarques

C'est exactement le même principe que lorsque vous préparez des yaourts.

Laissez le kéfir nature, quitte à l'aromatiser comme vous voulez lors de la consommation (avec des fruits, du miel, du sirop d'érable) ou vous en servir dans des recettes, à condition qu'elles ne cuisent pas !

Rien ne vous oblige à utiliser du lait de vache, vous pouvez très bien essayer le lait de chèvre ou de brebis, ou de l'animal que vous voulez…

Si vous souhaitez obtenir un kéfir mousseux et pétillant, ajoutez 50 g de sucre cristallisé au lait avant de l'ensemencer et laissez fermenter 3 jours. Cette recette donne ce que l'on appelle le « champagne du Caucase » !

Kéfir de fruits (ou d'eau)

Pour 1 litre de kéfir	
Préparation : 2 min maxi **Repos :** 24 h mini **Ingrédients :**	**D**ans un bocal ou un saladier, mélangez bien l'eau et le sucre, attendez que ce dernier fonde totalement. **A**joutez le kéfir, puis les rondelles de citron et la figue sèche. **C**ouvrez le récipient et placez le bocal dans un endroit à l'abri de la lumière, à température ambiante, pendant quelques heures, puis au réfrigérateur pendant 2 à 3 jours. **Q**uand la figue remonte à la surface, c'est prêt ! **P**assez le liquide dans un chinois. Dégustez immédiatement.
Grains (2 c. à c.) ou poudre de kéfir (voir p. 188)	
1 l d'eau	
5 morceaux de sucre de canne	
1 figue sèche	
2 rondelles de citron	

Remarque :

Préparez le kéfir pour la quantité souhaitée, au fur et à mesure, mais pas plus, car il continue de fermenter. Vous pouvez ralentir le processus en versant votre boisson dans une bouteille à capsule, que vous fermerez bien. Ce qui n'empêche pas ce produit « vivant » de mal se conserver.

Préférez les figues sèches bio : les produits de traitement utilisés sur les figues conventionnelles peuvent nuire à la préparation du kéfir en détruisant les ferments.

On peut préparer du kéfir avec des oranges, des pamplemousses, des abricots secs, des pommes ou poires séchées. C'est comme on veut !

Cidre façon kéfir

Pour 1 litre de cidre kéfir	
Préparation : 2 min maxi **Repos :** 48 h **Ingrédients :**	**D**ans un bocal ou un saladier, faites tremper des rondelles de pommes séchées dans l'eau. **A**joutez le sucre et le kéfir. **C**ouvrez le récipient et placez le bocal dans un endroit à l'abri de la lumière, à température ambiante, pendant 48 heures. **P**assez la boisson au chinois (ou autre passoire très fine). C'est prêt !
Grains (2 c. à c.) ou poudre de kéfir (voir p. 188)	
1 l d'eau	
50 g de sucre de canne	
rondelles de pommes séchées	

*Choucroute de la mer**

Pour 4 personnes

Préparation : 30 min

Cuisson : 2 h

Ingrédients :

- 700 g de choucroute crue
- 2 pommes de terre
- 1 oignon
- 1 gousse d'ail
- 1 citron
- 150 g de haddock
- 100 g de filets de saumon
- 50 g de maquereau
- 50 g de roussette
- 40 cl de bouillon de légumes
- 25 cl de lait de soja
- 2 c. à s. d'huile d'olive
- 8 baies de genièvre
- 5 grains de poivre
- 1 clou de girofle
- sel gris (ou complet)

Pelez et émincez l'ail et l'oignon. Rincez la choucroute et essorez-la. Aérez-la à la fourchette.

Chauffez l'huile dans une grande cocotte pour y faire revenir l'oignon pendant 5 min.

Ajoutez la moitié du chou, puis le poivre en grains, les baies de genièvre, le clou de girofle, l'ail et un peu de sel. Recouvrez du reste de la choucroute, mouillez avec le bouillon, couvrez et laissez mijoter 2 h à feu très doux.

30 min avant le repas, coupez les pommes de terre en rondelles. Portez à ébullition le lait salé allongé de 20 cl d'eau pour les y plonger avec les poissons et les pocher pendant 15 à 20 min (selon la grosseur des morceaux).

Pressez le citron.

Servez bien chaud, avec les poissons arrosés de jus de citron et les pommes de terre.

*Salade alsacienne aux noisettes**

Pour 4 personnes	
Préparation : 30 min **Cuisson :** 15 min **Ingrédients :**	**C**hauffez le lait de soja avec 50 cl d'eau, le curry et du sel. Plongez-y les blancs de poulet pour les pocher 10 à 15 min (selon leur épaisseur), puis détaillez-les en lanières. **R**incez et essorez la choucroute, puis aérez-la à la fourchette. **P**ressez le citron. Débitez la pomme en dés et citronnez-les. **R**éunissez la choucroute, la viande, la pomme et les noisettes concassées. **A**rrosez de 2 c. à s. de jus de cuisson du poulet, de l'huile et du vinaigre. Parsemez de ciboulette et de persil ciselés. **D**écorez de baies de genièvre et de baies roses. **T**erminez le repas d'un yaourt.
400 g de choucroute crue	
400 g de blancs de poulet	
1 pomme verte	
1 citron vert	
quelques brins de ciboulette	
quelques brins de persil	
50 g de noisettes	
50 cl de lait de soja	
4 c. à s. d'huile de colza	
1 c. à s. de vinaigre	
1 c. à s. de baies de genièvre et baies roses mélangées	
1 c. à s. de curry	
sel gris (ou complet)	

*Pain de céréales au levain**

Pour 4 personnes	
Préparation : 5 jours pour le 1er levain + 30 min de préparation **Cuisson :** 40 min **Ingrédients :**	**P**réparez le levain en mélangeant la farine, le miel, 1 c. à s. d'huile et ce qu'il faut d'eau pour former une boule molle. **C**ouvrez d'un linge et laissez reposer 3 jours à température ambiante. **Ô**tez la croûte formée au-dessus et retravaillez en ajoutant un peu de farine et d'eau (la valeur de 2 c. à s.), puis réservez à nouveau pendant 2 jours. Le levain est prêt lorsqu'il a bien fermenté : il doit faire des bulles. **L**a veille de faire le pain, ajoutez 100 g de farine au levain et suffisamment d'eau tiède pour obtenir une pâte pas trop compacte. Couvrez du reste de la farine et laissez travailler à température ambiante, couvert d'un linge, pendant toute la nuit. **A**u matin, pétrissez longuement (10 à 15 min au moins) la farine avec le levain, le sel, le reste de l'huile et ce qu'il faut d'eau tiède (20 cl environ) pour obtenir une pâte un peu ferme qui ne colle pas aux doigts. Couvrez et laissez lever 2 à 3 h au chaud (22 à 24°). **R**eprenez la pâte pendant 5 min. Prélevez-en une petite boule (de la grosseur d'une orange), placez-la dans un bocal, laissez-la travailler 3 à 4 h à température ambiante pour former un nouveau levain que vous garderez au frais dans
200 g de farine de blé type 110 (pour le levain)	
300 g de farine (au choix ou mélangées à parts égales : blé complet, sarrasin, épeautre, seigle, graines de lin…)	
20 g de graines de sésame	
20 g de flocons d'avoine	
2 c. à s. d'huile d'olive	
1 c. à c. de miel	
1 c. à c. de sel gris	

un bocal fermé jusqu'à la veille de faire le prochain pain.

Formez le reste de la pâte en boule ou maintenez-la dans un moule à cake huilé et fariné. Saupoudrez des graines de sésame et des flocons d'avoine, incisez le dessus à l'aide d'un couteau fin, et laissez lever 3 à 4 h au chaud.

Enfournez alors dans le four préchauffé à 210° (th. 7) pour 15 min, puis baissez le thermostat à 180° (th. 6) et poursuivez la cuisson pendant encore 20 à 25 min, jusqu'à ce que la croûte ait pris une belle couleur marron. Le pain est cuit quand il « sonne » creux.

Attendez qu'il ait refroidi avant de le dévorer, même si c'est tentant ! Le pain chaud est indigeste, le pain pas assez cuit aussi…

Remarque

Même en boulangerie, il faut toujours préférer le pain au levain. Cette technique de fabrication permet d'assimiler les minéraux du pain (ce qui n'est pas forcément le cas lorsque le pain est fabriqué « rapidement ») et s'avère bien préférable pour la santé.

Soupe miso aux algues (Misoshiru)*

Pour 4 personnes	
Préparation : 10 min **Trempage** : 30 min **Cuisson** : 5 min **Ingrédients** : 60 g de tofu 6 champignons shiitaké séchés 1 poireau 1 grande feuille d'algue kombu 5 g d'algue wakamé 4 c. à s. de pâte miso	**P**longez les champignons 30 min dans 20 cl d'eau tiède pour les réhydrater. **D**éposez le kombu dans une cocotte avec 80 cl d'eau, portez à ébullition et coupez le feu aussitôt. Laissez macérer 20 min. **R**incez le wakamé, puis détaillez-le en bandes minces. Lavez le poireau, débitez son blanc en rondelles. Détaillez le tofu en petits cubes. Délayez le miso dans 1 louche du bouillon de kombu. **É**gouttez les champignons, émincez-les, versez leur eau de trempage dans la cocotte. Ôtez le kombu, puis portez ce bouillon à frémissements, ajoutez-y le poireau, le wakamé, les champignons et le tofu, et enfin le miso. Laissez chauffer 3 à 4 min, sans jamais arriver à l'ébullition. **R**épartissez dans 4 bols, patientez le temps que le miso décante, puis servez sans plus attendre.

Remarque :

La soupe miso est LA soupe traditionnelle japonaise. On en avale des ventrées sur l'île d'Okinawa, celle qui abrite le plus grand nombre de centenaires de toute la planète ! Il existe autant de recettes de soupe miso que de cuisinières. Mais pour toutes, un impératif : une fois la pâte miso incorporée dans le bouillon, celui-ci ne doit plus bouillir. Le miso perdrait alors sa saveur particulière pour devenir presque amer.

ANNEXE 1

ALIMENTS RICHES EN HISTAMINE, ALIMENTS RICHES EN LEVURES ET MOISISSURES

ALIMENTS RICHES EN HISTAMINE	
Alcools	Bière, cidre, liqueur, vin.
Charcuteries	Saucisson sec, jambon, foie de porc, toute la charcuterie emballée.
Fromages fermentés	Emmenthal, parmesan, roquefort, gouda, camembert, cheddar.
Fruits	Agrumes, ananas, banane, fraise, fruits secs oléagineux (noix, noisette, cacahuète), mangue, papaye. Attention : fruits frais mais aussi jus, confitures, glaces et sorbets !
Légumes	Choucroute, épinards, fèves, lentilles, haricots, petits pois, tomates.
Poissons et produits de la mer (plus ils sont frais, moins ils en renferment)	Coquillages, crustacés, poissons surtout gras (y compris en conserve) : anchois, hareng, maquereau, sardine, saumon, thon. Poissons séchés et fumés, œufs de poissons.
Divers	Chocolat, blanc d'œuf (attention aux meringues !).

Aliments riches en levures et moisissures (à éviter si vous avez une candidose/mycose, notamment digestive ou vaginale)	
Alcools	Bière, vin, cidre (et moins grave : whisky, brandy, spiritueux).
Charcuteries, viandes	Viandes et charcuteries fumées.
Fromages	Bleus ou affinés (type camembert, brie).
Fruits	Tous ceux qui sont trop mûrs ou séchés. Évitez de manger la peau dans tous les cas. Melon, noix de coco, arachides (et produits dérivés), noix un peu anciennes ou humides.
Légumes	Choucroute, fines herbes séchées (préférez-les fraîches ou congelées).
Poissons et produits de la mer	Poissons fumés.
Divers	Restes alimentaires, extrait de levure (dont bouillons aromatisés), pain (y compris pita ou pizza), sauce soja, aliments fumés, produits laitiers fermentés, jus de fruits industriels, malt et aliments en renfermant, suppléments en vitamines et minéraux (sauf si mention « sans levure »), vinaigre (sauf celui d'alcool).

ANNEXE 2

QUEL PROBIOTIQUE POUR QUOI ?

Guide pratique d'une sélection de produits existant sur le marché

Il existe de très nombreuses marques de probiotiques, et parvenir à repérer quel produit renferme quelles souches relève du parcours olympique pour le grand public. Afin de faciliter vos démarches, nous vous indiquons ici les produits que nous « pratiquons » au quotidien, après les avoir choisis minutieusement. Vous trouverez ensuite un petit tableau récapitulatif au cas par cas. Par exemple, pour l'acné, vous choisirez le produit 1, 3 ou 13, selon vos préférences ou les disponibilités de votre pharmacien. Une précision : nous n'avons aucun accord commercial avec ces marques, nous estimons simplement qu'elles proposent des produits de qualité. Nous ajoutons aussi des liens internet présentant un intérêt pour « aller plus loin ».

1. Lactophar (Longévie) – Lactobacillus casei / acidophilus / rhamnosus / delbruecki, FOS (prébiotiques) : raftiline-raftilose. 10 milliards par comprimé, à avaler ou à dissoudre (pratique pour en consommer seulement la moitié, par exemple pour les dosages enfants). Probiotiques + prébiotiques.
2. Advanced 40 + acidophilus (Solgar) – Lactobacillus acidophilus / bulgaricus / paracasei, Bifidobacterium lactis, Streptococcus thermophilus. 1 milliard par gélule.
3. Lactibiane (Pilèje) – Lactococcus lactis, Lactobacillus acidophilus, Bifidobacterium bifidum, Streptococcus thermophilus. 6 milliards par sachet de poudre de 2,5 g.
4. Lactibiane voyage (Pilèje) – Lactobacillus acidophilus NCFM, Lactobacillus paracasei LA 2016, Lactobacillus lactis LA 2205, Fibre de chicorée (prébiotiques). 24 milliards par sachet de poudre de 6 g.
5. Lactibiane tolérance (Pilèje) – Lactobacillus acidophilus LA 2309, Bifidobacterium longum LA 2302, Lactococcus lactis LA 9617, Streptococcus thermophilus LA 9704 – Poudre.

6. Fermentine « yaourt » (Pilèje) – Lactobacillus bulgaricus, Lactococcus lactis, Streptococcus thermophilus. 100 milliards par pot de 120 g. Spécialement conseillé pour ses apports élevés en protéines et en calcium, en cas de régime restrictif ou d'intolérance au lactose.
7. Ergyphilus (Nutergia) – Lactobacillus rhamnosus GG / casei / acidophillus, Bifidobacterium bifidus. 2 milliards par gélule.
8. Florinol (Biotechnie) – FOS de betterave (prébiotiques), Lactococcus lactis, Lactobacillus bulgaricus / casei / acidophilus, Bifidobacterium bifidum, Streptoccus thermophilus + myrtille + levain de seigle. 4 milliards par gélule.
9. Enterogenic Concentrate (Bionutrics) – FOS (prébiotiques), Lactobacillus acidophilus / rhamnosus, Bifidobacterium bifidum. 3 milliards par gramme. Gélules. Spécialement conseillé si votre alimentation est riche en protéines et en graisses.
10. Probiotic Plus (Bionutrics) – Lactobacillus acidophilus / casei / rhamnosus, Bifidobacterium bifidum / longum / infantis / adolescentis / plantarum, Enterococcus faecium, Enzymes (lactase, amylase, cellulase). 5 milliards par gramme. Gélules. Spécialement conseillé si votre alimentation est riche en fibres et en glucides (céréales, fruits et légumes, sucre…).
11. Bio B infantis (Bionutrics) – Bifidobacterium infantis. 1 milliard par gélule.
12. Ditopy (Pierre Fabre) – 12 milliards par sachet.
13. Acidophilus Bifidus (Vit'all +) – Lactobacillus acidophilus. 25 millions par gélule.
14. Securil (Yalacta) – Ferments Propioni bacterium. 5 milliards par gélule.
15. Bion Transit (Merck) – Lactobacillus plantarum. 10 milliards de germes par sachet.
16. Bion 3 (Merck) – Lactobacillus gasseri, bifidobacterium bifidum, bifidobacterium longum + 12 vitamines + 8 oligoéléments.
17. Isoxx (Longévie) : isoflavones de soja, probiotiques adaptés (dont rhamnosus GG, delbruecki…)

	SUPPLÉMENTATION CONSEILLÉE (AU CHOIX)
ACNÉ	10
ALLERGIES	5
ANTIBIOTIQUES (effets secondaires)	1, 3, 7, 9
BALLONNEMENTS / RENVOIS	3, 7, 10
BÉBÉ (troubles digestifs, état général)	3, 11
COLITE	2, 3, 9, 10
CONSTIPATION	3, 7, 15
CROHN – RECTOCOLITE HEMORRAGIQUE	1, 3, 8, 10
CYSTITE	1, 7, 9, 13
DÉPRIME, TROUBLES DE L'HUMEUR	1, 2, 3, 9, 13
DIARRHÉE/GASTROENTERITE	1, 2, 3, 7, 8, 9, 10, 13
DIGESTION LENTE	1, 2, 3, 7, 8, 9, 10, 13
DOULEURS (dos, articulations, tendons…)	1, 2, 3, 8
ECZÉMA – DERMATITE ATOPIQUE	2, 3, 5, 7, 8, 9, 10
ESTOMAC (gastrite, ulcère)	1, 3, 10
FATIGUE	2, 3, 6, 8
FERTILITÉ (troubles de la)	1, 2, 3, 7, 9, 10
FOIE FATIGUÉ	1, 2, 3, 7, 8, 9, 10
GROSSESSE	1, 2, 3, 7, 9, 10, 11
IMMUNITÉ (renforcer)	1, 3, 7, 11, 13 (enfants)
INCONFORT INTESTINAL	1, 10, 15
INFECTIONS INTESTINALES RÉPÉTÉES (à clostridium)	3, 9, 13
INFECTIONS ORL RÉCIDIVANTES (otites, sinusites, rhinites, bronchites…)	1, 3, 7, 10
INFLAMMATIONS/ MALADIES AUTO-IMMUNES	1, 3, 7, 10
INTOLÉRANCE ALIMENTAIRE	5, 6, 7
INTOXICATION ALIMENTAIRE	14
MAL DE TÊTE - MIGRAINE	5, 6, 7
MAUVAISE HALEINE	3
MÉNOPAUSE	17
MYCOSES INTESTINALES (candidose)	1, 10
MYCOSES VAGINALES	1, 10
RHUME	1, 3, 16
SPASMOPHILIE	1, 3, 9, 10, 13
SPORTIFS	3, 5, 7, 9, 10
STRESS	1, 3, 13
VOYAGES (turista)	1, 4, 9

ANNEXE 3

CONTACTS

Spécial kéfir

Pour en savoir plus sur le kéfir (obtenir des grains de kéfir, des recettes, etc.)

- http://www.linternaute.com/femmes/cuisine/forum/discussion/1320/1/recette_du_kefir.shtml
- http://grainsdekefir.free.fr/page03.htm
- http://users.chariot.net.au/~dna/kefirpage.html (en anglais, mais très facile à comprendre)
- http://maria.fremlin.de/index.html
- http://recettes.genieciel.com:8888/ (vous trouverez sur ce site des recettes et des infos perso sur le kéfir).
- On trouve aussi les grains de kéfir ici ou là, sur des salons, dans certains paniers bio livrés à domicile, ou chez quelques amoureux des produits authentiques, type tables d'hôtes.
- On trouve enfin de la poudre de kéfir en pharmacie (laboratoire Yalacta).
- Kéfir de fruit (à l'eau) – le produit renferme 2 souches probiotiques : *Lactobacillus caucasicus* et *Streptococcus lactis.*
- Kéfir de lait – le produit renferme de nombreux probiotiques : *Lactobacillus bulgaricus caucasicus, Lactobacillus bulgaricus casei, Streptococcus lactis, Streptococcus diacetilactis, Leuconostoc citrovorum, Saccharomyces kéfir.*

Coordonnées laboratoires

- **Bionutrics :** Avenue Piedboeuf 13 A B. 4053 Embourg – Belgique. Tél. : + 32 42 47 61 61.
- **Vit'all+ RCS Distribution :** 8-12 rue de la Galère 72013 Le Mans Cedex 2. Tél. : 02 43 39 97 27.
- **Solgar :** 7 avenue James de Rothschild 77164 Ferrières en Brie. Tél. : 01 64 66 61 61.
- **Pilèje :** 7 rue des Deux Provinces 49270 Saint-Laurent des Autels. Tél. : 02 40 83 93 76.
- **Longévie :** Rue de l'innovation 7 B. 7503 Froyennes – Belgique. Tél. : +32 69 76 50 60.
- **Yalacta :** 99 rue du Général Moulin 14050 Caen Tél. : 02 31 73 33 67.
- **Nutergia** : les Taillades, BP 52, 12700 Capdenac. Tél. : 05 65 64 71 51.

ANNEXE 4

COMPOSITION BACTÉRIENNE DU KÉFIR

Le kéfir renferme un nombre très élevé de germes. La majorité d'entre eux sont courants, mais certains ferments sont très spécifiques, et participent à l'élaboration des fameux « polysaccharides », sorte de gel protecteur. C'est le cas des *Lactobacillus brevis* par exemple. Par ailleurs, l'association lactobacilles + levures fait du kéfir, en réalité, un symbiotique.

FLORE BACTÉRIENNE TYPIQUE DES GRAINS DE KÉFIR			
Lactobacilles (entre 62 et 69 %)	**Streptococcus Lactococcus** (entre 11 et 12 %)	**Levures** (entre 16 et 20 %)	**Acetobacter** (traces)
Lb. acidophilus *Lb. brevis* *Lb. casei* *Lb. casei* subsp. *rhamnosus* *Lb. casei* subsp. *pseudoplantarum* *Lb. paracasei* subsp. *paracasei* *Lb. cellobiosus* *Lb. delbrueckii* subsp. *bulgaricus* *Lb. delbrueckii* subsp. *lactis* *Lb. fructivorans* *Lb. helveticus* subsp. *lactis* *Lb. hilgardii* *Lb. kefiri* *Lb. kefiranofaciens* *Lb. kefirgranum* sp. *nov* *Lb. parakefir* sp. *nov* *Lb. lactis* *Lb. plantarum*	*Lactococci lactis subsp. lactis* *Lc. lactis var. diacetylactis* *Lc. lactis subsp. cremoris* *Streptococci salivarius subsp. thermophilus* *Strep. lactis* *Enterococcus durans* *Leuconostoc cremoris* *Leuc. mesenteroides*	*Candida kefir* *C. pseudotropicalis* *C. rancens* *C. tenuis* *Kluyveromyces lactis* *Kluyveromyces marxianus* var. *marxianus* *K. bulgaricus* *K. fragilis / marxianus* *Saccharomyces* subsp. *Torulopsis holmii* *Saccharomyces lactis* *Sacc. carlsbergensis* *Sacc. unisporus* *Debaryomyces hansenii* *Zygosaccharomyces rouxii*	*Acetobacter aceti* *A. rasens*

ANNEXE 5

POURCENTAGE DE PROBIOTIQUES SURVIVANT À L'ENSEMBLE DE LA DIGESTION

NOM DU PROBIOTIQUE	% DE SURVIE
Bifidobacterium	30
L.plantarum	7
L.acidophilus	2 à 5
L.rhamnosus	1 à 5
Lactococcus lactis	1
L fermentum	0,5
S.boulardii	0,36
L.reuteri	0,01

Ces chiffres représentent une moyenne. Nous vous les fournissons à titre d'information, mais pour davantage d'exactitude, il convient d'une part de préciser la souche étudiée (par exemple, dans notre tableau, la souche *plantarum* est la NCIB 8826), d'autre part de se référer aux études portant sur la forme galénique du probiotique administré. Par exemple la souche GG de *L. rhmanosus* survit à raison de 1 % lorsqu'elle est véhiculée sous forme de lait fermentée, et de 2 % lorsqu'elle est encapsulée. 1 %, cela semble peu, mais rappelons-nous que nous parlons de milliards de bactéries !

ANNEXE 6

CONSOMMATION DE LAIT FERMENTÉ DANS LE MONDE

PAYS	KG PAR HABITANT EN 2003
Allemagne	28,8
Argentine	7,3
Autriche	17,3
Canada	6,2
Chine	0,6
Chypre	10,8
Danemark	43
Finlande	38,8
France	21,9
Hongrie	11,9
Islande	36,3
Norvège	20,7
Pays Bas	42,5
Pologne	11,9
République tchèque	14,8
Slovaquie	16
Suède	34,9
Suisse	26
Ukraine	5,7
Union Européenne – 15	18
USA	85,8

Source : Nutritopics/Danone. Edition Spéciale « 18e Congrès International de Nutrition », septembre 2005.

ANNEXE 7

LES LAITS FERMENTÉS DU MONDE ENTIER

Près de 400 noms différents désignent le lait fermenté. Tous portent en eux un goût, une texture, une acidité, un savoir-faire spécifiques. Tous « proches » les uns des autres, ils sont tous différents aussi. Pas tout à fait le même, pas tout à fait un autre... On estime tout de même qu'environ 300 préparations différentes peuvent être répertoriées et portées au crédit de l'inventivité de l'Homme. Cette chaîne remonte à Mathusalem. Les gens repiquent des ferments, les transmettent et perpétuent ainsi les « recettes ».
De l'Afrique du Sud au Japon, du Brésil au village le plus perdu du fin fond de la Bretagne, on connaît cet aliment, traditionnellement transmis de génération en génération, d'une famille à l'autre, jusqu'à ce que les industriels en maîtrisent la production. Mais aujourd'hui encore, ils sillonnent le monde à la recherche de nouvelles souches, dans l'espoir de tomber sur une « recette de lait fermenté encore inconnue ». Un médecin nutritionniste, grand spécialiste des probiotiques et travaillant pour une marque de laits fermentés nous confiait son désir de se rendre en Mongolie extérieure, berceau des ferments semble-t-il. En attendant, ces derniers nous invitent à un magnifique voyage pour nous prouver combien les laits fermentés et l'humanité sont partenaires depuis l'aube des temps.
Des premières contaminations involontaires, survenues dans des gourdes en peau ou en raison de morceau d'estomac trempé dans le lait inhérent à certaines recettes, tout l'art de l'amélioration du « concept » aura été de découvrir, au fil du temps, une nouvelle bactérie, de la mélanger avec une autre, d'y adjoindre une levure pour aboutir en final à un nouvel aliment.

- Afrique du Sud : ammas, maas, inkomasi
- Arménie : katyk, mazun
- Balkans : kissel mleka, naja, yaourt
- Balkans (montagnes) : urgotnic
- Brésil et Portugal : Iogurte
- Bulgarie : yogurt/kisle mliako
- Chine : lait acide, hogormag (Mongolie intérieure)
- Danemark : ymer
- Égypte et Soudan : zabazy ou zabade
- Égypte : laban rayeb, laban zeer, khad
- Éthiopie : irgo, ergo, ititu
- Finlande : viili, smétana
- France : lait ribot
- Grèce : yiaourti
- Hongrie : tarho, taho

- Islande : skyr
- Inde : dahi, dadhi, dahee, chhash, shrikhand, lassi
- Iran et Afghanistan : mast, dough, doogh
- Irak : roba, rob, liban arbeel, liban khater, mast, mas taw
- Italie : cieddu
- Japon : laits fermentés à partir de divers lactobacilles (ex. *L. bulgaricus, helveticus, casei Shirota*)
- Kenya : ghee, iria ri matti, susa
- Liban et pays arabes : leban, laban, laban rayed
- Maroc : lben, raib
- Malaisie : tairu, taire
- Mongolie : tarang
- Népal : shosim, sho, thara, churpi
- Niger : nono
- Norvège : taette ou lait de cave
- Russie : donskaya, varenetes, kurugna, ryzhenka, guslyanka kéfir et tarag, koumiss, prostokvasha
- Sahara : aoulès, takammart
- Sardaigne : gioddu
- Scandinavie : filmjolk, fillbunke, filbunk, surmelk, taettemjolk, tettemelk
- Sicile : mezzoradu
- Somalie : suusaac
- Suède : langfil, tattemjolk
- Turkhistan : busa
- Turquie : jugurt, eyran, ayran, kaymali
- Yougoslavie : gruzoniva
- Zimbabwe : mukaka wakakora ou zifa ou amasi
- Partout ailleurs dans le monde : yoghurt, yogurt, yaort, yaourti, yahourt, yogur, yaghourt
- Pays du Moyen-Orient : labneh.

Il faudrait une encyclopédie entière pour décrire les différents modes de fabrication de tous ces laits fermentés. Quelques exemple : le Langfil (Suède) doit son nom à sa texture filandreuse, le koumiss (Russie) est du lait de jument stocké dans des peaux de chevaux fumées ou des récipients en bois, le taette (Norvège) est très visqueux, il peut se conserver plus d'un an...

Source : Nutritopics/ Danone. Edition Spéciale « 18e Congrès International de Nutrition », septembre 2005.

ANNEXE 8

SOURCES

Il existe des centaines d'études scientifiques portant sur les probiotiques. En voici un petit échantillon parmi les plus représentatives.

Généralités (y compris propioniques)

- Benno Y, Mitsuoka, Impact of Bifidobacterium longum on human fecal microflora. *Microbiol.Immunol.* 1992. 36 (7) 683-694.
- Bouglé D, Roland N, Lebeurrier F, Arhan P. Digestive and Nutritional Physiology Laboratory, CHU Caen. Effect of Propionibacteria Supplementation on Fecal Bifidobacteria and Segmental Colonic Transit Time in Healthy Human Subjets. *Scand J Gastroenterol.* 1999. 34, 144-148.
- Hoover DG. Bifidobacteria : activity and potential benefits. *Food Technology*. 1993. 47 (6) 120-124.
- Kaneko T, Mori H, Iwata M, Meguro S. Growth stimulator for Bifidobacteria produced by Propionibacterium freudenreichii and several intestinal bacteria. *Journal of Dairy Science.* 1994. 77 393-404.
- Mitsuoka T. Bifidobacteria and their role in human health. *Journal of Industrial Microbiology*. 1990. 6. 263-268.
- Mondou Francine, Harmonium International Inc., Mirabel (Québec), Canada. *Activité stimulante de cultures de Propionibacterium spp sur la croissance de bifidobactéries.* 2001.
- Mori H, Sato Y, Taketomo N, Kamiyama T, Yoshiyama Y, Meguro S, Sato K, Kaneko T. Isolation and structural identification of bifidogenic growth stimulator produced by Propionibacterium freudenreichii. *Journal of Dairy Science.* 1997. 80, 1959-1964.
- Romond MB, Yazourh A, Romond C. *Les bifidobacterium entre pré et probiotiques.*
- Yaeshima. Benefits of bifidobacteria to human health. *Bulletin of the IDF*. 1996. 313, 36-42.

Kéfir
- Encyclopaedia of Food Science, Food Technology and Nutrition [1993] [pp. 1804-1808] Edited by R. Macrae, R.K. Robinson, M.J. Sadler* *International Journal of Systematic Bacteriology* 44 (3) 435-439 [1994]
- T. Loretana, J.F Mosterta and B.C. Viljoen [2003] Microbial flora associated with South African household kefir. *S. Afr. J. Sci.* Vol. 99 No. 1/2.

Rhume

- De Vrese M, Winkler P, Rautenberg P, *et al.* Effect of Lactobacillus gasseri PA 16/8, Bifidobacterium longum SP 07/3, B. bifidum MF 20/5 on common cold episodes: a double blind, randomized, controlled trial.*Clin Nutr.* 2005 Aug;24(4):481-91. Epub 2005 Apr 21.

Diarrhées enfants

- Szajewska H, Mrukowicz JZ. Probiotics in the treatment and prevention of acute infectious diarrhea in infants and children: a systematic review of published randomized, double-blind, placebo-controlled trials. *J Pediatr Gastroenterol Nutr.* 2001 Oct;33 Suppl 2:S17-25.
- Van Niel CW, Feudtner C, Garrison MM, Christakis DA. Lactobacillus therapy for acute infectious diarrhea in children: a meta-analysis. *Pediatrics.* 2002 Apr;109(4):678-84.
- Huang JS, Bousvaros A, Lee JW, Diaz A, Davidson EJ. Efficacy of probiotic use in acute diarrhea in children: a meta-analysis. *Dig Dis Sci.* 2002 Nov;47(11):2625-34.
- Rosenfeldt V, Michaelsen KF, Jakobsen M, Larsen CN, Moller PL, Pedersen P, Tvede M, Weyrehter H, Valerius NH, Paerregaard A. Effect of probiotic Lactobacillus strains in young children hospitalized with acute diarrhea.*Pediatr Infect Dis J.* 2002 May;21(5):411-6.
- Rosenfeldt V, Michaelsen KF, Jakobsen M, Larsen CN, Moller PL, Tvede M, Weyrehter H, Valerius NH, Paerregaard A. Effect of probiotic Lactobacillus strains on acute diarrhea in a cohort of non-hospitalized children attending day-care centers.*Pediatr Infect Dis J.* 2002 May;21(5):417-9.
- Gaon D, Garcia H, Winter L, Rodriguez N, Quintas R, Gonzalez SN, Oliver G. Effect of Lactobacillus strains and Saccharomyces boulardii on persistent diarrhea in children. *Medicina* (B Aires). 2003;63(4):293-8.

Clostridium difficile

- Surawicz CM, McFarland LV, Greenberg RN, Rubin M, Fekety R, Mulligan ME, Garcia RJ, Brandmarker S, Bowen K, Borjal D, Elmer GW. The search for a better treatment for recurrent Clostridium difficile disease: use of high-dose vancomycin combined with Saccharomyces boulardii.*Clin Infect Dis.* 2000 Oct;31(4):1012-7. Epub 2000 Oct 25.
- McFarland LV, Surawicz CM, Greenberg RN, Fekety R, Elmer GW, Moyer KA, Melcher SA, Bowen KE, Cox JL, Noorani Z, et al. A randomized placebo-controlled trial of Saccharomyces boulardii in combination with standard antibiotics for Clostridium difficile disease. *JAMA.* 1994 Jun 22-29;271(24):1913-8.
- Plummer S, Weaver MA, Harris JC, Dee P, Hunter J. Clostridium difficile pilot study: effects of probiotic supplementation on the incidence of C. difficile diarrhoea. *Int Microbiol.* 2004 Mar;7(1):59-62.

Diarrhées (associées ou non aux antibiotiques, à la radiothérapie ou à d'autres traitements)

- D'Souza AL, Rajkumar C, Cooke J, Bulpitt CJ. Probiotics in prevention of antibiotic associated diarrhoea: meta-analysis. *BMJ.* 2002 Jun 8;324(7350):1361.
- Cremonini F, Di Caro S, Nista EC, Bartolozzi F, Capelli G, Gasbarrini G, Gasbarrini A. Meta-analysis: the effect of probiotic administration on antibiotic-associated diarrhoea. *Aliment Pharmacol Ther.* 2002 Aug;16(8):1461-7.
- Gagan M. J. Review: probiotics are effective in preventing antibiotic associated diarrhoea. *Evid. Based Nurs.* January 1, 2003; 6(1): 16-16.
- Thomas MR, Litin SC, Osmon DR, Corr AP, Weaver AL, Lohse CM. Lack of effect of Lactobacillus GG on antibiotic-associated diarrhea: a randomized, placebo-controlled trial. *Mayo Clin Proc.* 2001 Sep;76(9):883-9.
- Lewis SJ, Potts LF, Barry RE. The lack of therapeutic effect of Saccharomyces boulardii in the prevention of antibiotic-related diarrhoea in elderly patients.*J Infect.* 1998 Mar;36(2):171-4.
- La Rosa M, Bottaro G, Gulino N, Gambuzza F, Di Forti F, Ini G, Tornambe E. Prevention of antibiotic-associated diarrhea with Lactobacillus sporogens and fructo-oligosaccharides in children. A multicentric double-blind vs placebo study. *Minerva Pediatr.* 2003 Oct;55(5):447-52.

- Szajewska H, Kotowska M, Mrukowicz JZ, Armanska M, Mikolajczyk W. Efficacy of Lactobacillus GG in prevention of nosocomial diarrhea in infants. *J Pediatr.* 2001 Mar;138(3):361-5.
- Bleichner G, Blehaut H, Mentec H, Moyse D. Saccharomyces boulardii prevents diarrhea in critically ill tube-fed patients. A multicenter, randomized, double-blind placebo-controlled trial. *Intensive Care Med.* 1997 May;23(5):517-23.
- Salminen E, Elomaa I, Minkkinen J, Vapaatalo H, Salminen S. Preservation of intestinal integrity during radiotherapy using live Lactobacillus acidophilus cultures. *Clin Radiol.* 1988 Jul;39(4):435-7.
- Urbancsek H, Kazar T, Mezes I, Neumann K. Results of a double-blind, randomized study to evaluate the efficacy and safety of Antibiophilus in patients with radiation-induced diarrhoea. *Eur J Gastroenterol Hepatol.* 2001 Apr;13(4):391-6.
- Barbut Frédéric. Managing antibiotic associated diarrhoea. *BMJ* 2002 June;324:1345-1346

Colite ulcéreuse

- Rembacken BJ, Snelling AM, Hawkey PM, Chalmers DM, Axon AT. Non-pathogenic Escherichia coli versus mesalazine for the treatment of ulcerative colitis: a randomised trial. *Lancet.* 1999 Aug 21;354(9179):635-9.
- Kruis W, Schutz E, Fric P, Fixa B, Judmaier G, Stolte M. Double-blind comparison of an oral Escherichia coli preparation and mesalazine in maintaining remission of ulcerative colitis. *Aliment Pharmacol Ther.* 1997 Oct;11(5):853-8.
- Ishikawa H, Akedo I, Umesaki Y, Tanaka R, Imaoka A, Otani T. Randomized controlled trial of the effect of bifidobacteria-fermented milk on ulcerative colitis. *J Am Coll Nutr.* 2003 Feb;22(1):56-63.
- Guslandi M, Giollo P, Testoni PA. A pilot trial of Saccharomyces boulardii in ulcerative colitis. *Eur J Gastroenterol Hepatol.* 2003 Jun;15(6):697-8.
- Cui HH, Chen CL, Wang JD, Yang YJ, Sun Y, Wang YD, Lai ZS. The effects of bifidobacterium on the intestinal mucosa of the patients with ulcerative colitis. *Zhonghua Nei Ke Za Zhi.* 2003 Aug;42(8):554-7.

Pouchite

- Gionchetti P, Rizzello F, Helwig U, Venturi A, Lammers KM, Brigidi P, Vitali B, Poggioli G, Miglioli M, Campieri M. Prophylaxis of pouchitis onset with probiotic therapy: a double-blind, placebo-controlled trial. *Gastroenterology.* 2003 May;124(5):1202-9.
- Gionchetti P, Rizzello F, Venturi A, Brigidi P, Matteuzzi D, Bazzocchi G, Poggioli G, Miglioli M, Campieri M. Oral bacteriotherapy as maintenance treatment in patients with chronic pouchitis: a double-blind, placebo-controlled trial. *Gastroenterology.* 2000 Aug;119(2):305-9.
- Mimura T, Rizzello F, Helwig U, Poggioli G, Schreiber S, Talbot IC, Nicholls RJ, Gionchetti P, Campieri M, Kamm MA. Once daily high dose probiotic therapy (VSL#3) for maintaining remission in recurrent or refractory pouchitis. *Gut.* 2004 Jan;53(1):108-14.

Allergies (dermatite atopique, eczéma, allergies alimentaires...)

- Kalliomaki M, Salminen S, Arvilommi H, Kero P, Koskinen P, Isolauri E. Probiotics in primary prevention of atopic disease: a randomised placebo-controlled trial. *Lancet.* 2001 Apr 7;357(9262):1076-9.
- Kalliomaki M, Salminen S, Poussa T, Arvilommi H, Isolauri E. Probiotics and prevention of atopic disease: 4-year follow-up of a randomised placebo-controlled trial. *Lancet.* 2003 May 31;361(9372):1869-71.
- Rosenfeldt V, Benfeldt E, Nielsen SD, Michaelsen KF, Jeppesen DL, Valerius NH, Paerregaard A. Effect of probiotic Lactobacillus strains in children with atopic dermatitis.*J Allergy Clin Immunol.* 2003 Feb;111(2):389-95.
- Kirjavainen PV, Salminen SJ, Isolauri E. Probiotic bacteria in the management of atopic disease: underscoring the importance of viability. *J Pediatr Gastroenterol Nutr.* 2003 Feb;36(2):223-7.
- Majamaa H, Isolauri E. Probiotics: a novel approach in the management of food allergy. *J Allergy Clin Immunol.* 1997 Feb;99(2):179-85.

Immunité

- Arunachalam K, Gill HS, Chandra RK. Enhancement of natural immune function by dietary consumption of Bifidobacterium lactis (HN019). *Eur J Clin Nutr.* 2000 Mar;54(3):263-7.

- Meydani SN, Ha WK. Immunologic effects of yogurt. *Am J Clin Nutr.* 2000 Apr;71(4):861-72.
- Sheih YH, Chiang BL, Wang LH, Liao CK, Gill HS. Systemic immunity-enhancing effects in healthy subjects following dietary consumption of the lactic acid bacterium Lactobacillus rhamnosus HN001. *J Am Coll Nutr.* 2001 Apr;20(2 Suppl):149-56.
- Hatakka K, Savilahti E, Ponka A, Meurman JH, Poussa T, Nase L, Saxelin M, Korpela R. Effect of long term consumption of probiotic milk on infections in children attending day care centres: double blind, randomised trial. *BMJ.* 2001 Jun 2;322(7298):1327.
- Wang MF, Lin HC, Wang YY, Hsu CH. Treatment of perennial allergic rhinitis with lactic acid bacteria. *Pediatr Allergy Immunol.* 2004 Apr;15(2):152-8.

Tolérance et sécurité

- Saavedra JM, Abi-Hanna A, Moore N, Yolken RH. Long-term consumption of infant formulas containing live probiotic bacteria: tolerance and safety. *Am J Clin Nutr.* 2004 Feb;79(2):261-7.

Maladies et troubles gastro-intestinaux

- Marteau PR, de Vrese M, Cellier CJ, Schrezenmeir J. Protection from gastrointestinal diseases with the use of probiotics. *Am J Clin Nutr.* 2001 Feb;73(2 Suppl):430S-436S.

Turista

- Hilton E, 37. Kolakowski P, Singer C, Smith M. Efficacy of Lactobacillus GG as a Diarrheal Preventive in Travelers. *J Travel Med.* 1997 Mar 1;4(1):41-43.
- Kollaritsch H, Holst H, Grobara P, Wiedermann G. [Prevention of traveler's diarrhea with Saccharomyces boulardii. Results of a placebo controlled double-blind study]. [Article in German]. *Fortschr Med.* 1993 Mar 30;111(9):152-6.
- Oksanen PJ, Salminen S, Saxelin M, et al. Prevention of travellers' diarrhoea by Lactobacillus GG. *Ann Med.* 1990 Feb;22(1):53-6.
- Rendi-Wagner P, Kollaritsch H. Drug prophylaxis for travelers' diarrhea. *Clin Infect Dis.* 2002 Mar 1;34(5):628-33. Epub 2002 Jan 16.

Intestin irritable

- Nobaek S, Johansson ML, Molin G, Ahrne S, Jeppsson B. Alteration of intestinal microflora is associated with reduction in abdominal bloating and pain in patients with irritable bowel syndrome. *Am J Gastroenterol.* 2000 May;95(5):1231-8.
- Niedzielin K, Kordecki H, Birkenfeld B. A controlled, double-blind, randomized study on the efficacy of Lactobacillus plantarum 299V in patients with irritable bowel syndrome. *Eur J Gastroenterol Hepatol.* 2001 Oct;13(10):1143-7.
- Sen S, Mullan MM, Parker TJ, Woolner JT, Tarry SA, Hunter JO. Effect of Lactobacillus plantarum 299v on colonic fermentation and symptoms of irritable bowel syndrome. *Dig Dis Sci.* 2002 Nov;47(11):2615-20.
- Kim HJ, Camilleri M, McKinzie S, Lempke MB, Burton DD, Thomforde GM, Zinsmeister AR. A randomized controlled trial of a probiotic, VSL#3, on gut transit and symptoms in diarrhoea-predominant irritable bowel syndrome. *Aliment Pharmacol Ther.* 2003 Apr 1;17(7):895-904.
- Halpern GM, Prindiville T, Blankenburg M, Hsia T, Gershwin ME. Treatment of irritable bowel syndrome with Lacteol Fort: a randomized, double-blind, cross-over trial. *Am J Gastroenterol.* 1996 Aug;91(8):1579-85.
- Isolauri E, Arvola T, Sutas Y, Moilanen E, Salminen S. Probiotics in the management of atopic eczema. *Clin Exp Allergy.* 2000 Nov;30(11):1604-10.

Mycose vaginale

- Jeavons HS. Prevention and treatment of vulvovaginal candidiasis using exogenous Lactobacillus. *J Obstet Gynecol Neonatal Nurs.* 2003 May-Jun;32(3):287-96.
- Pirotta M, Gunn J, Chondros P, Grover S, O'Malley P, Hurley S, Garland S. Effect of lactobacillus in preventing post-antibiotic vulvovaginal candidiasis: a randomised controlled trial. *BMJ.* 2004 Sep 4;329(7465):548. Epub 2004 Aug 27.

Métabolisme et cancer

- De Roos NM, Katan MB. Effects of probiotic bacteria on diarrhea, lipid metabolism, and carcinogenesis: a review of papers published between 1988 and 1998. *Am J Clin Nutr.* 2000 Feb;71(2):405-11.

- Aso Y, Akazan H. Prophylactic effect of a Lactobacillus casei preparation on the recurrence of superficial bladder cancer. *BLP Study Group. Urol Int.* 1992;49(3):125-9.
- Aso Y, Akaza H, Kotake T, Tsukamoto T, Imai K, Naito S. Preventive effect of a Lactobacillus casei preparation on the recurrence of superficial bladder cancer in a double-blind trial. *BLP Study Group. Eur Urol.* 1995;27(2):104-9.
- Boutron MC, Faivre J, Marteau P, Couillault C, Senesse P, Quipourt V. Calcium, phosphorus, vitamin D, dairy products and colorectal carcinogenesis: a French case--control study. *Br J Cancer.* 1996 Jul;74(1):145-51.
- Weber G, Adamczyk A, Freytag S. Treatment of acne with a yeast preparation. *Fortschr Med.* 1989 Sep 10;107(26):563-6.

Infection à Helicobacter (ulcère à l'estomac, etc.)

- Hamilton-Miller JM. The role of probiotics in the treatment and prevention of Helicobacter pylori infection. *Int J Antimicrob Agents.* 2003 Oct;22(4):360-6. Review.
- Wang KY, Li SN, Liu CS, Perng DS, Su YC, Wu DC, Jan CM, Lai CH, Wang TN, Wang WM. Effects of ingesting Lactobacillus- and Bifidobacterium-containing yogurt in subjects with colonized Helicobacter pylori. *Am J Clin Nutr.* 2004 Sep;80(3):737-41.
- Linsalata M, Russo F, Berloco P, Caruso ML, Matteo GD, Cifone MG, Simone CD, Ierardi E, Di Leo A. The influence of Lactobacillus brevis on ornithine decarboxylase activity and polyamine profiles in Helicobacter pylori-infected gastric mucosa. *Helicobacter.* 2004 Apr;9(2):165-72.
- Cruchet S, Obregon MC, Salazar G, Diaz E, Gotteland M. Effect of the ingestion of a dietary product containing Lactobacillus johnsonii La1 on Helicobacter pylori colonization in children. *Nutrition.* 2003 Sep;19(9):716-21.

INDEX DES TROUBLES OU DES SITUATIONS À RISQUE

Accouchement, 129
Acné, 88
Allergies, 90
Allergies alimentaires, 90
Antibiotiques, 92
Arthrite, 114
Asthme, 90
Ballonnements, 94
Bébé, 96
Bronchite, 136
Cancer à l'estomac, 123
Cancer du côlon, 102
Carie, 98
Colite, 99
Colite ulcéreuse, 101
Colopathie fonctionnelle, 132
Constipation, 102
Crohn, 103
Cystite, 105
Démangeaisons, 116
Dépression, 108
Dermatite atopique, 90
Diarrhées, 110
Digestion lente, 112
Eczéma, 90
Endométriose, 106
Éructations, 94
Fatigue, 125
Fertilité, 126
Gastrite, 123
Gluten, 138
Grossesse, 129
Immunité, 130
Inconfort intestinal (intestin douloureux), 132
Infection urinaire, 105
Infections ORL, 136
Inflammation, 90
Intolérances alimentaires, 90
Lactose, 138
Leaky gut syndrome (hyper-perméabilité intestinale), 23
Lupus, 137
Mauvaise haleine, 153
Maux de tête, 151
Ménopause, 154
Migraine, 151
Mycoses, 92
Nausées, 127
Perméabilité intestinale, 22
Polyarthrite, 137
Pouchite, 104
Radios, 111
Rectocolite hemorragique, 103
Rhinite allergique, 91
Rhinopharyngite, 160
Rhume, 159
Rhume des foins, 91

Sinusite, 136
Spasmophilie, 162
Sportif, 162
Stress, 108
Syndrome de l'intestin irritable, 132
Tendinites, 114
Transit intestinal, 102
Troubles de l'humeur, 108
Turista, 165
Ulcère, 123
Ventre plat, 94

Vous souhaitez un renseignement ?
Écrivez-nous : infos@leduc-s.com

Achevé d'imprimer en novembre 2005
sur les presses de la Nouvelle Imprimerie Laballery
58500 Clamecy
Dépôt légal : novembre 2005
Numéro d'impression : 511001

Imprimé en France